Praxisbuch
Homöopathie

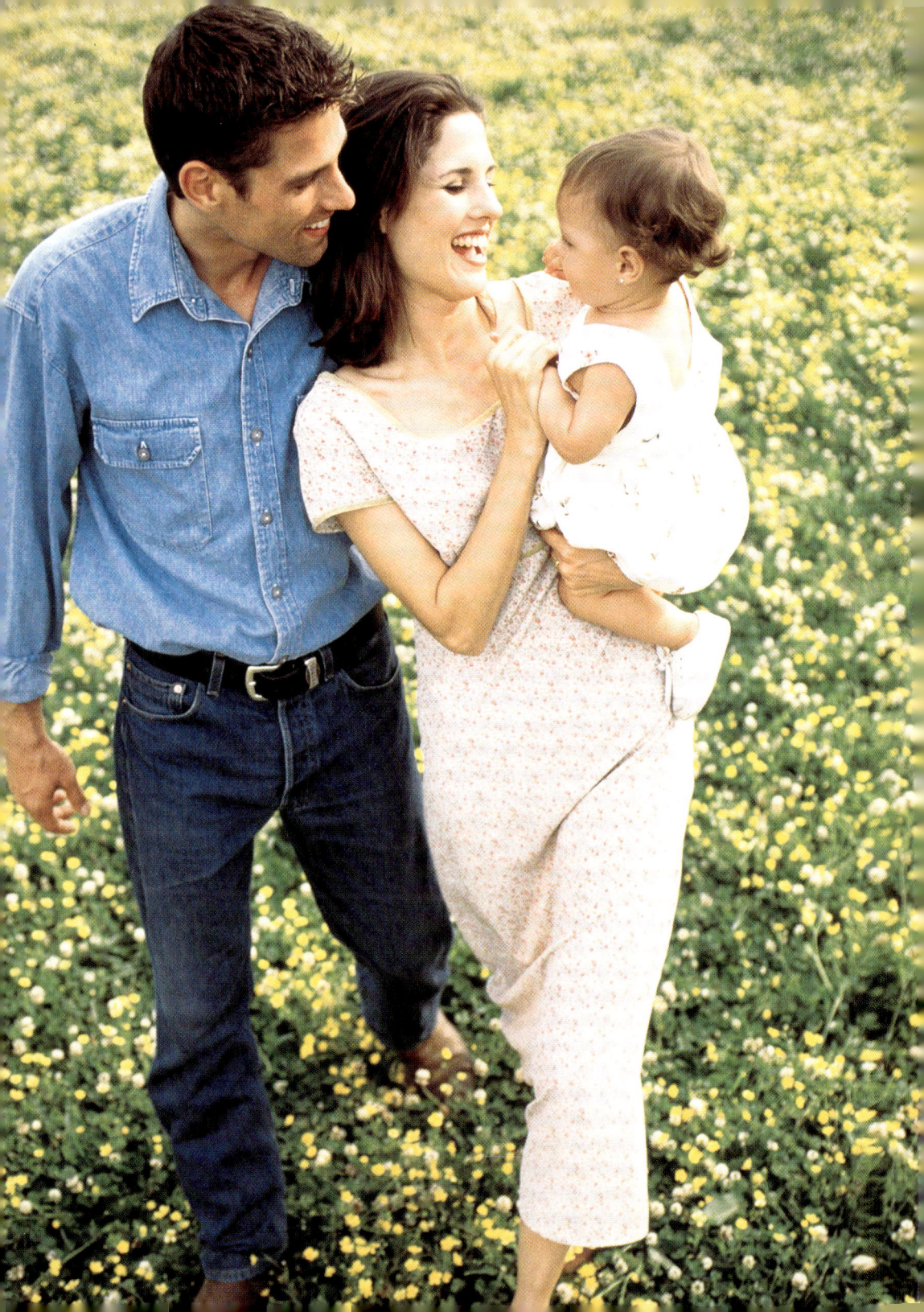

René Prümmel

Praxisbuch
Homöopathie

Das Handbuch
für die wirksame Hilfe zu Hause

SÜDWEST

INHALT

Homöopathie – die
sanfte Alternative für
die ganze Familie.

Homöopathie in der Praxis

Homöopathisch heilen von A bis Z

*Auch der Finger-
hut ist Lieferant
für homöopathi-
sche Arzneien.*

Homöopathische erste Hilfe

Homöopathie für Kinder

*Natur kontra Chemie –
Ihre Gesundheit ist das
Zünglein an der Waage!*

Frauenbeschwerden und Homöopathie

Homöopathie für Tiere

Die homöopathische Haus- und Reiseapotheke

Gänseblümchen eignen sich zur Behandlung von Verletzungen.

Homöopathie heilt ganzheitlich

In einer Zeit, wo Technik den medizinischen Alltag beherrscht, scheinen wir es verlernt zu haben, Kranksein und Gesundwerden als Teil eines natürlichen Prozesses wahrzunehmen. Was das betrifft, ist unser Verständnis mager, unsere Hilflosigkeit dafür umso größer. Wussten sich unsere Großeltern noch bei vielen Gesundheitsbeschwerden mit Hilfe der Natur selbst zu heilen, brauchen wir heute schon den Arzt, wenn der Hals schmerzt oder der Bauch zwickt. Die Abwendung von der Natur bringt keine Freiheit, sondern führt in die Abhängigkeit.

Noch immer wird mit synthetischen Antibiotika allzu leichtfertig umgegangen. Sie werden oft schon bei Bagatellerkrankungen verschrieben. Aber sie sind ein Notfallmedikament und kein Allheilmittel.

Die Selbstheilungskräfte nutzen

Die Leichtsinnigkeit und Naivität im Umgang mit der Gesundheit, die wir in unserer Gesellschaft an den Tag legen, sollten nachdenklich stimmen. Obwohl unumstritten feststeht, dass jedem Einzelnen von uns eine gewaltige Dosis Selbstheilungskraft innewohnt, scheint es höchstes medizinisches Gebot zu sein, diese nicht zu nutzen. Wie sonst könnte man es deuten, dass trotz massiver Warnungen aus medizinischen Fachkreisen der risikoreiche Einsatz von Antibiotika auch bei geringfügigen Erkrankungen fast ungebremst weitergeht? Führen wir uns die Entwicklungen in der Gentechnologie vor Augen, ist offensichtlich, dass die Wissenschaft alles daransetzt, um zu beweisen, dass der Mensch die Natur besser und vor allem gewinnträchtiger gestalten könnte. Aber führt das wirklich in eine Zukunft, die wir uns und vor allem unseren Kindern wünschen?

Neue Wege in der Medizin

Wenn wir unser natürliches Heilungspotenzial bewusst vernachlässigen, wird letztendlich die Kraft fehlen, uns als Menschheit zu behaupten. Krebserkrankungen, AIDS und Allergien zeigen bereits die fatale Richtung an, in die uns ein desorientiertes Immunsystem in seiner Hilflosigkeit führen kann.

Es ist lebensnotwendig, in der Medizin neue Wege zu gehen und dabei monopolistisches und vorurteilbehaftetes Denken über Bord zu werfen. Neben der Schulmedizin sollten andere, naturorientierte Heilmethoden eine gerechte Chance bekommen, ihre Wirksamkeit unter Beweis zu stellen. Nur ein Gesundheitssystem, das dem individuellen Patienten mit einem breit gefächerten Hilfsangebot gezielt dienen kann, wird auf Dauer bezahlbar und dem Interesse zukünftiger Generationen gerecht sein.

Homöopathie ist universell einsetzbar

Unter den alternativen Heilmethoden bewegt sich die Klassische Homöopathie dabei in vorderster Reihe. Kostengünstig und frei von Nebenwirkungen, ist sie auf breiter Front einsetzbar, von den Infektionskrankheiten im Kindesalter bis hin zu den chronischen Leiden im späteren Leben.

Absolute Voraussetzung für erfolgreiches Behandeln ist es jedoch, fähig zu sein, homöopathisch zu denken, die homöopathischen Grundprinzipien zu verstehen und bereit zu sein, sie nach den strengen Regeln der ihr zugrunde liegenden Naturgesetze auszuüben. Auf uns wartet verantwortungsvolle Arbeit!

Was dieses Praxisbuch für Sie tun kann

Dieses Buch will Ihnen ein Instrumentarium an die Hand geben, das es Ihnen ermöglicht, verantwortungsvoll und erfolgreich mit Homöopathika umzugehen.

● Es kann Sie mit den Grundlagen der Homöopathie vertraut machen und Ihnen gute Gründe und Argumente liefern, wenn Sie beispielsweise in Ihrer Familie durchsetzen wollen, dass Ihr Kind in Zukunft homöopathisch behandelt werden soll.

● Sie können lernen, einfache Erkrankungen zu Hause und auf Reisen selbst zu behandeln.

● Sie können lernen, homöopathisch erste Hilfe zu leisten und Verletzungen zu behandeln.

● Sie können lernen, sich und Ihre Familie im homöopathischen Sinn zu beobachten, so dass Sie Ihrem Homöopathen wichtige Hinweise geben können, wodurch Sie ihn in seiner Arbeit unterstützen. Das verkürzt seine Behandlungszeiten und spart Ihnen Geld.

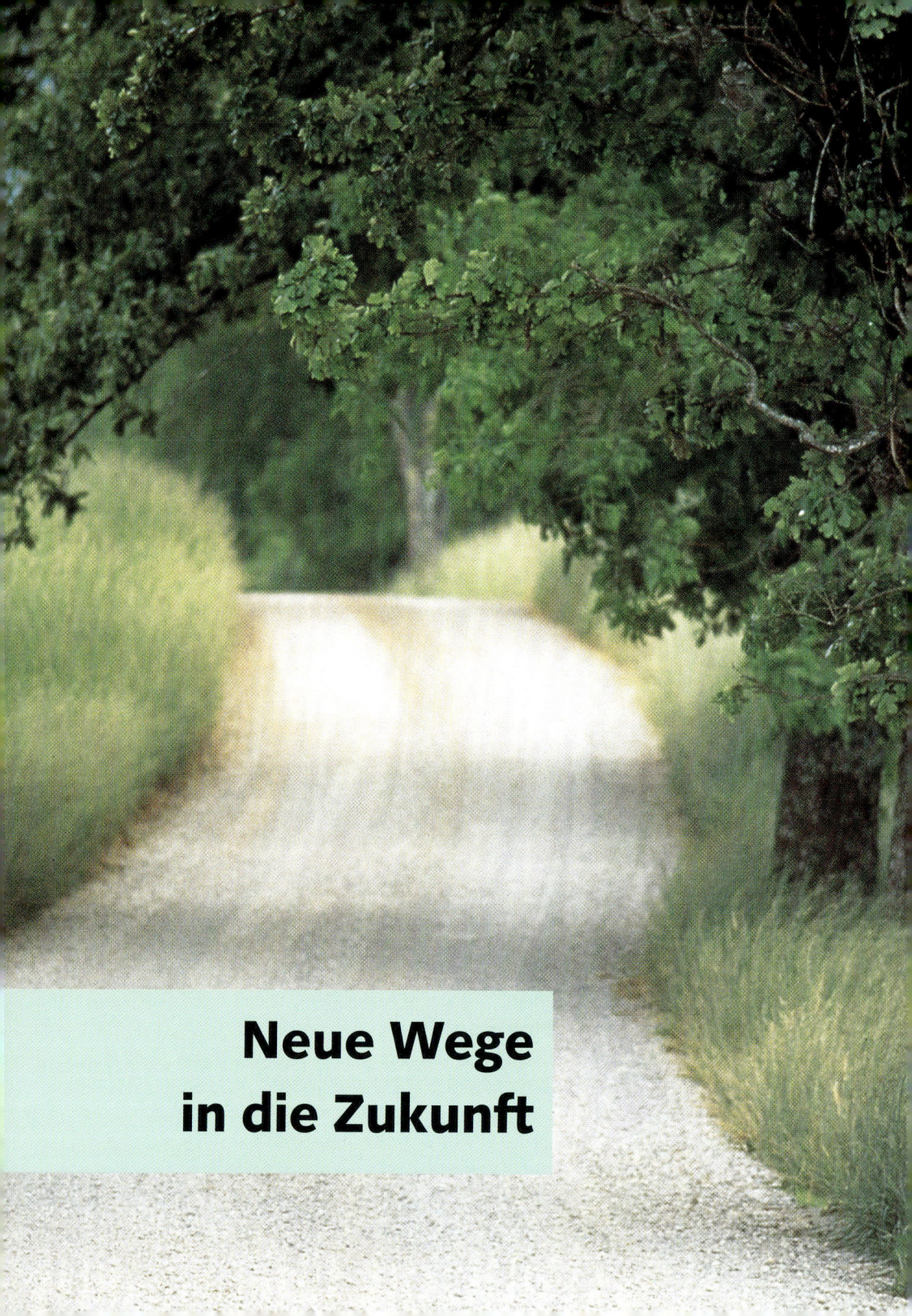

Neue Wege
in die Zukunft

Der Mensch steht im Mittelpunkt

Wer beschließt, sich in Gesundheitssachen der Homöopathie anzuvertrauen, wählt nicht den unbedingt leichtesten Heilungsweg. Es ist nun mal einfacher, Krankheit als Feind zu betrachten, der mit allen möglichen Mitteln bekämpft werden muss, als sich tief gehend mit Krankheitsursachen auseinander zu setzen und nach festen naturgesetzlichen Prinzipien zu heilen.

Homöopathie bekämpft Krankheiten von Grund auf: Nicht allein Symptome und akute Beschwerden werden behandelt, sondern der Mensch in seiner physischen und psychischen Gesamtheit.

Homöopathie kontra Schulmedizin

Zu unserem westlichen medizinischen Denkmodell gehört die Auffassung, dass Mikroorganismen wie Bakterien und Viren als Krankheitserreger zu betrachten sind, deren Eliminierung Voraussetzung für die angestrebte Heilung ist. Diese Auffassung hat jedoch keine Alleingültigkeit, denn es wird auch mit anderen Methoden geheilt, für die diese Erregertheorie keine große Bedeutung hat. So nimmt z. B. die chinesische Medizin Mikroben zwar wahr, wertet sie aber nicht als Krankheitsursache, sondern lediglich als Begleiterscheinung. Trotzdem behandelt sie mittels Akupunktur schon seit 4000 Jahren auch schwerste Leiden effektiv, und zwar allein über die Stimulierung des Energiekreislaufs im Meridiansystem. Die Existenz dieses, von westlichen Medizinern lange angezweifelten Kreislaufsystems wurde übrigens erst 1985 am Necker-Institut in Paris wissenschaftlich nachgewiesen.

Der schwere Stand der Homöopathen

Auch die Homöopathie beweist schon seit zwei Jahrhunderten, dass sie viele Krankheiten heilen kann, ohne sich gezielt mit Erregern auseinander zu setzen. Dabei haben es die Homöopathen nie leicht gehabt, weder in der Anfangszeit, als der deutsche Arzt Samuel Hahnemann die Homöopathie in der heutigen Form begründete, noch heute.

Hauptgrund für die abweisende Haltung vonseiten der Schulmedizin ist, dass die genaue Wirkungsart homöopathischer Arzneien nach heutigen wissenschaftlichen Kriterien nicht nachzuweisen ist. Diesen Kriterien liegen so genannte Doppelblindversuche zugrunde. Hierbei wäre es u. a. nötig zu beweisen, dass eine Arznei »X« bei jedem beliebigen Patienten die gleiche Wirkung erzielt.

Der Mensch, nicht die Krankheit wird behandelt

Dieser Beweis lässt sich jedoch nicht erbringen, da die Homöopathie nicht den Krankheitsnamen, sondern den Krankheitszustand des Patienten behandelt. D. h., dass fünf Patienten eine Grippe haben können, aber alle fünf, abhängig von ihrem individuellen Zustand, ein anderes homöopathisches Mittel brauchen, um sich wieder zu erholen.

Wer verantwortungsbewusst mit seiner Gesundheit umgehen will, muss zum mündigen Patienten werden, der sich mit den verschiedenen Behandlungsmethoden auseinander setzt und weiß, welche Alternativen er im Krankheitsfall hat.

Notwendigkeit des Umdenkens

Würden wir als Bevölkerung vor Gesundheit so sehr strotzen, wie uns das immer wieder weisgemacht wird, wäre eine Diskussion über Alternativen zur Schulmedizin nicht nötig. Aber leider sind wir weit von solch einem Idealbild entfernt. Zwar hat die durchschnittliche Lebenserwartung deutlich zugenommen, gleichzeitig stellt man aber fest, dass jüngere Generationen immer früher mit ernsten Krankheiten zu kämpfen haben. So leidet heutzutage ein Drittel der Jugendlichen zwischen 12 und 16 Jahren an Allergien, über zwei Millionen Kinder in Deutschland bekommen aufgrund eines hyperkinetischen Syndroms Psychopharmaka verschrieben, und es muss laut Statistik inzwischen jeder vierte Bürger damit rechnen, irgendwann an Krebs zu erkranken. Macht man sich diese erschreckende Tatsache bewusst, wird klar, dass man, was die medizinische Versorgung betrifft, nicht nur auf eine Karte setzen sollte. Wenn man weiß, dass in Forschungskreisen seriös darüber nachgedacht wird, zur Vorbeugung von Krankheiten mittels gentechnologisch veränderter Nahrungsmittel in das Immunsystem des Konsumenten einzugreifen, ist das ein weiterer Grund zur Beunruhigung. Die Umsetzung solcher Ideen bedeutet nämlich nicht nur einen nicht mehr rückgängig zu machenden Eingriff in die Gesundheit des Menschen, sondern auch die Zwangsauferlegung einer Behandlungsform, der sich der Einzelne gar nicht mehr entziehen kann.

Gemeinsam statt gegeneinander

Solche Entwicklungen lassen es wichtiger denn je erscheinen, uns ernsthafte Gedanken darüber zu machen, wie wir unsere medizinische Versorgung zukünftig gestalten wollen. Dass der Patient durchaus die Macht hat, an dieser Gestaltung mitzuwirken, kann man an der zunehmenden Zahl von Schulmedizinern ablesen, die ihr Wissen nachrüsten, um die Zusatzbezeichnung »Homöopathie« auf ihrem Praxisschild führen zu dürfen. Sie haben begriffen, dass der Patient König ist! Und darüber müssten sich nun eigentlich alle freuen – würde es nicht immer wieder Heilpraktiker und Ärzte geben, die es als schwarze Schafe der Zunft mit den strengen Regeln der Klassischen Homöopathie nicht so genau nehmen.

Wird sie aber verantwortungsvoll ausgeübt, lässt sie sich hervorragend mit der Schulmedizin verbinden. Voraussetzung ist allerdings, dass man die richtige Behandlungsfolge wählt – es sollte zuerst die körperunterstützende homöopathische Therapie angewendet werden, und erst wenn diese nicht greift oder nicht ausreicht, die medikamentöse Therapie der Schulmedizin.

Differenziert behandeln

Krankheiten, denen keine Organschäden zugrunde liegen und durch die das Immunsystem nicht zu stark geschwächt ist, lassen sich homöopathisch sehr gut heilen. Da es sich hierbei meist um Erkrankungen handelt, die man als Regulierungsprozess (darüber mehr ab Seite 20f.) des Körpers betrachten kann, ist die homöopathisch unterstützende Therapie einer Behandlung, die nur auf die Eliminierung von Symptomen abzielt, unbedingt vorzuziehen. Ändert man allerdings die Behandlungsfolge und wird zuerst mit unterdrückenden Maßnahmen in diesen Regulierungsprozess eingegriffen, ist ein Wechsel zur Homöopathie weniger Erfolg versprechend. Die repressive Wirkung von beispielsweise Schmerzmitteln, Antibiotika oder Kortisonpräparaten ist nun einmal stärker als das regulierende Vermögen der homöopathischen Arzneien.

Solch eine differenzierte Behandlungsfolge in die Praxis umzusetzen, erfordert allerdings grundlegendes Umdenken – nicht nur bei den medizinischen, pharmazeutischen und wissenschaftlichen Interessenvertretern, sondern auch bei den Patienten selbst.

Wer nicht bereit ist, auf die Signale seines Körpers zu hören, sondern sie ignoriert, wird aus den naturwissenschaftlichen Erkenntnissen der Homöopathie kaum einen Vorteil ziehen. Allen anderen soll dieses Buch die Möglichkeiten und Grenzen der Klassischen Homöopathie und ihre wichtigsten Prinzipien erläutern und ihnen ein breites Spektrum an Informationen zur Selbstbehandlung aufzeigen.

Samuel Hahnemann – Eigensinn und Brillanz

Obwohl das homöopathische Heilungsprinzip »Similia similibus curentur« = »Ähnliches soll durch Ähnliches geheilt werden« schon in der Antike bekannt war und sich auch in den Werken des Hippokrates findet, ist die heutige Klassische Homöopathie dem deutschen Arzt Samuel Hahnemann (1755–1843) zu verdanken. Er schaffte es, die theoretischen Grundlagen der Homöopathie mit ihrer praktischen Anwendung zu verknüpfen und eine Heilmethode zu entwickeln, die nach naturgesetzlichen Regeln ausgeübt werden kann.

Hahnemann verfasste für die heutige Therapie sehr wichtige Bücher wie »Organon der Heilkunst«, »Reine Arzneimittellehre« in sechs Bänden und die fünf Bände umfassende Reihe »Chronische Krankheiten«.

Das Leben Hahnemanns

Hahnemann wurde 1755 in Meißen (Sachsen) geboren. Obwohl seine Familie nicht wohlhabend war, wurde es dem Jungen ermöglicht, die höhere Schule zu besuchen. Mit 20 Jahren verließ er Meißen, um zuerst in Leipzig, später in Wien und Erlangen Medizin zu studieren. 1779 promovierte Hahnemann, wurde Doktor der Medizin und genoss in wissenschaftlichen Kreisen durch seine Veröffentlichungen auf dem Gebiet der Medizin und der Chemie bald hohes Ansehen.

Die Grenzen der Schulmedizin

Die praktische Arbeit als Arzt befriedigte ihn jedoch keineswegs. Im Gegenteil, er empfand die damals üblichen Behandlungsmethoden wie Aderlass, Blutegel und Schröpfen als absolut primitiv. Enttäuscht über die geringen Möglichkeiten, seinen Patienten wirklich helfen zu können, gab er seine Praxis nach kurzer Zeit wieder auf. Mit Übersetzungen und der Bearbeitung wissenschaftlicher Bücher brachte er seine Familie über die Runden.

Bei einer dieser Übersetzungsarbeiten stieß er auf die Arzneimittellehre des berühmten schottischen Pharmakologen Cullen. Dieser widmete in seinem Werk 20 Seiten der Chinarinde, aus der das Chinin gewonnen wurde, das bei der Malariabehandlung auch damals schon Verwendung fand. Cullen schrieb die heilende Wirkung den Bitterstoffen der Chinarinde zu, aber mit dieser Erklärung konnte der Arzt und Chemiker Hahnemann sich nicht zufrieden geben. Er entschloss sich zu dem damals höchst ungewöhnlichen Versuch, die Wirkung der Chinarinde an einem Gesunden, nämlich an sich selbst, auszuprobieren.

Die (Neu-)Entdeckung des Ähnlichkeitsprinzips

Zuerst wurden seine Füße und Fingerspitzen kalt, dann kamen heftiges Herzklopfen und Angstgefühle hinzu. Und so erschienen nacheinander alle Symptome, die ein Malariakranker aufweist. Auf diese Weise erkannte Hahnemann das Naturgesetz, auf dem die Homöopathie basiert – das Ähnlichkeitsprinzip. Dieses besagt, dass eine Substanz, die bei einem gesunden Menschen ein bestimmtes Symptombild hervorrufen kann, dieses beim Kranken auch zu heilen vermag. Begeistert von dieser Entdeckung, beschloss Hahnemann, die Experimente weiter zu führen. Sechs Jahre lang prüfte er viele Dutzende Stoffe im Selbstversuch und schrieb die Ergebnisse dieser Arzneiprüfungen anschließend bis ins kleinste Detail in einem umfangreichen Katalog nieder.

Aus ganz Europa kamen Patienten zu Samuel Hahnemann, denn es hieß: »Bei Hahnemann stirbt man nicht.«

Die Geburt der Klassischen Homöopathie

Mit diesen völlig neuen Erkenntnissen nahm er seinen Arztberuf wieder auf und stellte zum Erstaunen vieler fest, dass die Erfolge seiner Behandlungsweise die der herkömmlich praktizierenden Ärzte bei weitem übertrafen. Die Erfolge, die er durch die Homöopathie erzielte, brachten ihm zahlreiche Anhänger, aber gleichzeitig war er auch Neid und Missgunst ausgesetzt. Die Anfeindungen von Kollegen zwangen ihn dazu, mit seiner Frau und seinen elf Kindern mehrmals den Wohnort zu wechseln und ein eher bescheidenes Leben zu führen. Hahnemann fand Zeit, seine wissenschaftliche Arbeit neben seiner praktischen Tätigkeit als Arzt mit einer ungeheuren Produktivität weiterzuführen. So schrieb er u. a. 70 Originalarbeiten in den Bereichen Medizin und Chemie und prüfte 100 Arzneimittel an sich selbst. 1835 übersiedelte Hahnemann nach Paris. Auch in Frankreich fand er viele Anhänger, und seine homöopathische Praxis konnte den Patientenstrom kaum bewältigen. Bis zu seinem Tod 1843 arbeitete Hahnemann an der Vervollständigung der Homöopathie. Er starb im Alter von 88 Jahren und wurde auf dem Prominentenfriedhof Père Lachaise in Paris begraben.

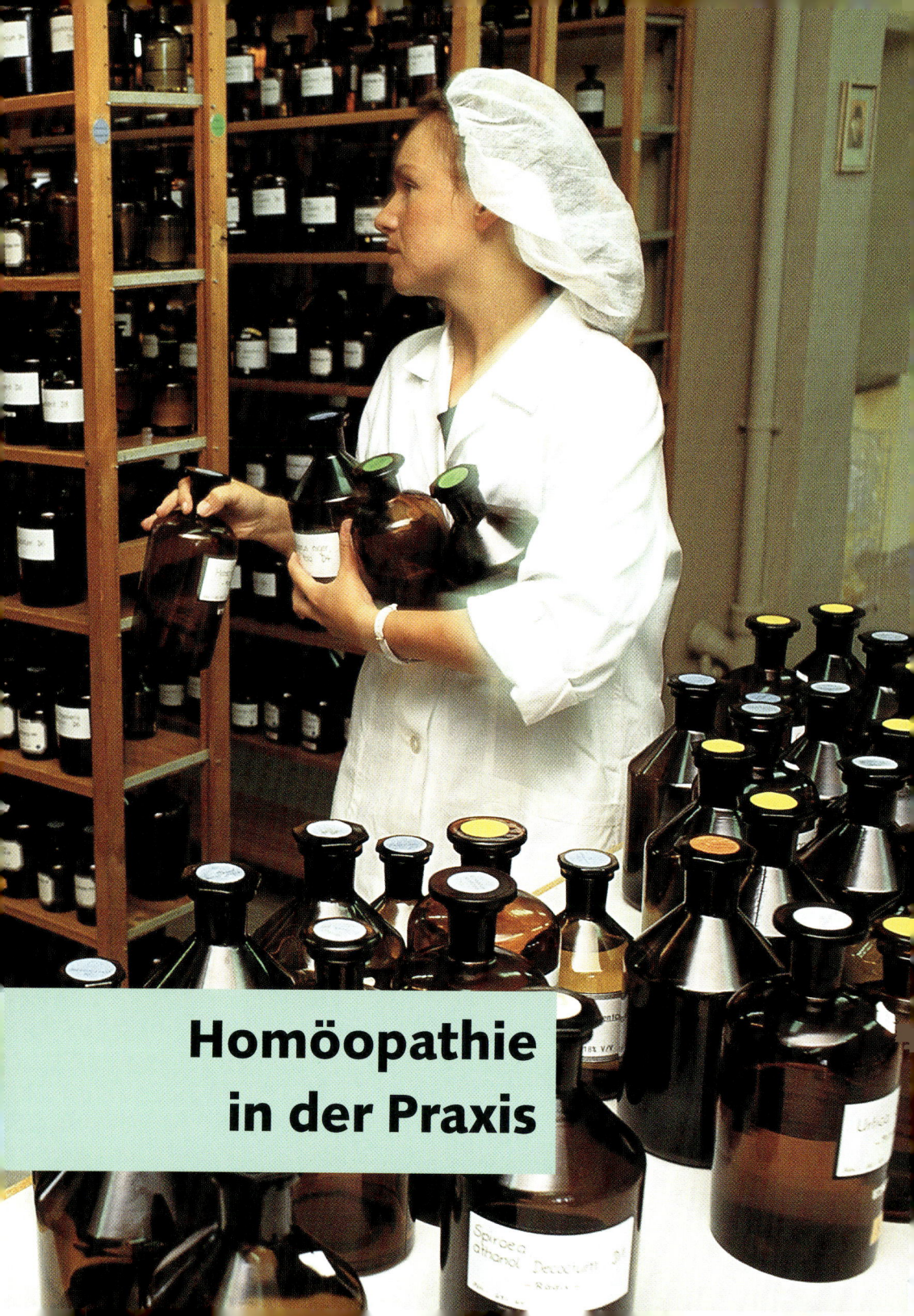

Homöopathie in der Praxis

Das Potenzieren

Das von Hahnemann entdeckte Ähnlichkeitsprinzip hatte ein geradezu revolutionäres Umdenken zur Folge. Die praktische Umsetzung stieß dann allerdings zunächst auf große Schwierigkeiten. Die Tatsache, dass eine Substanz, die beim gesunden Menschen ein bestimmtes Symptombild hervorrufen kann, dieses beim Kranken auch zu heilen vermag, ließ sich zwar immer wieder bestätigen, aber die Nebenwirkungen der zum Teil sehr giftigen Substanzen waren manchmal so gravierend, dass eine Kur wieder abgebrochen werden musste.

Hahnemann versuchte, zuerst durch Verdünnung die Wirkung der Substanzen zu mildern. Dadurch verringerte sich zwar die Giftigkeit, aber leider auch die Heilkraft. Nach vielem Experimentieren entdeckte er schließlich, dass, wenn er die Substanz zuerst verrieb, dann verdünnte und diese Lösung anschließend verschüttelte, nicht nur die Giftigkeit verschwand, sondern die Heilkraft sogar noch zunahm. Diese Kombination von Verreiben, Verdünnen und Verschütteln nannte er Dynamisieren oder Potenzieren. Dieses Potenzieren macht es möglich, jede Substanz bis auf ihre energetische Grundstruktur zu reduzieren. Deswegen können in der Homöopathie auch Stoffe wie Arsenicum, Tollkirsche, Quecksilber oder Schlangengifte, die in ihrer biologischen Form hoch toxisch sind, erfolgreich und ohne Nebenwirkungen als Arznei verwendet werden.

Herstellung der Potenzen

Die Herstellung der Potenzen, also der homöopathisch aufbereiteten Arzneien, findet in manchen pharmazeutischen Betrieben auch heute noch per Hand statt. Die meisten Firmen stellen ihre Produkte jedoch maschinell her, allerdings mittels einer Prozedur, die sich seit Hahnemann nicht verändert hat. Die Homöopathie bezieht alle ihre Arzneien – es sind inzwischen mehrere tausend – aus der Natur. Es handelt sich meist um Substanzen, die in pflanzlicher, mineralischer und metallischer Form in der Natur vorkommen, aber in einigen Fällen entstammen sie auch tierischen Giften oder krankem menschlichem Gewebe.

Hahnemann stellte in der praktischen Anwendung seiner Arzneien fest, dass diese nicht an Wirkung verloren, sondern sogar heilkräftiger wurden, je stärker er sie verdünnte. Das führte zur Bezeichnung »Potenzierung« bzw. »Dynamisierung«.

Von der Urtinktur zu C- und D-Potenzen

Zuerst wird die Substanz verrieben und in Wasser und Alkohol gelöst. So entsteht die Urtinktur einer Arznei. Von dieser Urtinktur wird ein Tropfen mit 99 Tropfen einer 40-prozentigen Alkohol-Wasser-Lösung verdünnt und anschließend 100-mal mit kräftigen Schlägen verschüttelt. So entsteht die C1-Potenz. C steht für »centesimal« und bedeutet, dass die Lösung vor der Verschüttelung 100fach verdünnt wurde. Nimmt man statt 99 nur 9 Tropfen und verschüttelt diese Lösung wiederum 100-mal kräftig, entsteht eine D1-Potenz. D steht für »dezimal« und indiziert eine 10fache Verdünnung. Verdünnt man nun einen Tropfen der C1 mit 99 Tropfen der Alkohol-Wasser-Lösung, die man wieder 100-mal verschüttelt, entsteht die C2-Potenz. So werden Potenzen wie C30, C200, C1000 und noch wesentlich höhere hergestellt, die sich in der Praxis als äußerst heilsame Arzneien erweisen.

Auch wenn die Wirkkraft homöopathischer Arzneien bis heute nicht wissenschaftlich belegt werden kann, bieten die ungezählten Heilerfolge den Kritikern Paroli.

Immaterielle Dosen

Wenn man bedenkt, dass jede Potenz, die über C12 oder D24 hinausgeht, kein einziges Molekül der ursprünglichen Substanz mehr enthält, ist die Skepsis mancher Menschen durchaus zu verstehen. Die Vorstellung, mit solch immateriellen Dosen heilen zu können, ist für die im Abendland lebenden Materialisten nunmal schwierig.

Wenn man jedoch die Erfahrungsfakten betrachtet, stellt man fest, dass gerade solche Hoch- und Höchstpotenzen die tiefst greifenden Heilungen bewirken. Jeder seriös arbeitende Homöopath kann das aus eigener Anschauung bestätigen. Auch die unzähligen Erfolge bei der Behandlung von Säuglingen und Tieren, bei denen man wohl kaum von einem möglichen Plazeboeffekt ausgehen kann, belegen die Wirkung der homöopathisch hoch aufbereiteten Arzneien.

Wirkungsweise der Arzneien

Nicht also die Frage der Wirkung, sondern die der Wirkungsart ist bis jetzt noch ungeklärt. Aber wer aus der Tatsache, dass man noch nicht bis ins Detail weiß, wie die Homöopathie wirkt, auch schließt, dass sie nicht wirkt, denkt völlig unwissenschaftlich. War z. B. die Erde nicht auch schon rund, als der wissenschaftliche Beweis noch gefehlt hat und alle glaubten, sie sei eine flache Scheibe?

Die verschiedenen homöopathischen Potenzen

● **D-Potenzen**

(lateinisch decem = zehn)
Für die Dezimalpotenz mischt man einen Teil der Ursubstanz mit neun Teilen Alkohol. Nach zehn kräftigen Schüttelschlägen erhält man die Potenz D1. Wenn man einen Teil D1-Verdünnung mit neun Teilen Alkohol durch zehn Schüttelschläge vermischt, erhält man D2. Dieses Verfahren lässt sich beliebig fortsetzen.

● **C-Potenzen**

(lateinisch centum = 100)
Die Centesimalpotenz C1 erhält man, wenn man einen Teil der Ursubstanz mit 99 Teilen Alkohol 100-mal kräftig verschüttelt. Hiervon einen Teil mit 99 Teilen Alkohol 100-mal verschüttelt, ergibt C2. Dies wird so lange fortgesetzt, bis C200 oder sogar noch höhere Potenzen erreicht sind.

● **LM-Potenzen**

(lateinisches Zahlzeichen L = 50, M = 1000)
LM bedeutet ein Mischungsverhältnis von 1:50000. Die ersten drei Potenzierungsschritte werden als Verreibungen wie C-Potenzen hergestellt; die weitere Potenzierung erfolgt über Streukügelchen, die so genannten Globuli, die mit einem Tropfen der jeweiligen Ursubstanz getränkt, aufgelöst und wieder getränkt werden. LM6 bedeutet also ein sechsmaliges stufenweises Dynamisieren in 50000-Schritten. Hahnemann war sehr exakt: Er mischte einen Tropfen einer C3-Lösung mit 99 Tropfen Alkohol, schüttelte 100-mal und gab davon einen Tropfen auf 500 Milchpulverkügelchen. Das Ergebnis war eine Verdünnung von 100 mal 500, also von 1:50000.

● **Q-Potenzen**

(lateinisch quinquaginta mila = 50000)
Die Quinquagesimillesimapotenz ist gleichbedeutend mit den LM-Potenzen; allerdings hat sich die Bezeichnung »Q-Potenz« nicht durchsetzen können.

Die C-Potenzen waren die von Hahnemann am häufigsten eingesetzten Arzneien, die später auch mit nur zehn Schüttelschlägen zubereitet wurden.

Zum besseren Verständnis der Wirkungsweise sollte man sich mit dem Begriff »Krankheit« befassen. Dabei ist es sinnvoll, zwischen Krankheiten, die auf einen Schaden zurückzuführen sind, und solchen, die einen regulierenden Charakter haben, zu unterscheiden. Herzinfarkt, Knochenbruch oder Hirnschlag sind nur einige der Krankheiten, bei denen ein Organdefekt zur Entgleisung der Körperfunktion geführt hat. Hier sind Maßnahmen gefragt, die diese Funktion steuern oder übernehmen können – die Domäne der Schulmedizin. Sie ist dafür optimal ausgestattet und hat in diesem Bereich große Erfolge vorzuweisen.

Den Begriff der Allopathie führte Hahnemann für die Schulmedizin ein, die den Krankheitssymptomen unmittelbar entgegenwirkende Arzneien einsetzt. Aus homöopathischer Sicht schwächt man damit aber die Fähigkeit des Körpers, seine Selbstheilungskräfte zu entfalten. Anstelle den Menschen zu heilen, wird die Krankheit unterdrückt.

Regulierungsprozess

Andererseits gibt es auch viele Krankheiten, die eine Reaktion auf Störungen im Regulierungssystem darstellen. Zwar bemüht sich der Körper aktiv, diese zu beheben; die Krankheitssymptome jedoch zeigen, dass ihm dazu im Moment die notwendige Kraft fehlt. Auslöser solcher Störungen können z. B. Infektionen sein. Vielleicht hat plötzliche Kälte oder übermäßige Hitze den Patienten sozusagen überrascht, oder er hat sich geistig bzw. körperlich übernommen. Auch eine Nahrungsmittelvergiftung kann der Grund für die Beschwerden sein.

Unser Körper reagiert auf solche akuten Störungen sehr unterschiedlich. Diese Reaktion kann sich z. B. als Erkältung oder Grippe manifestieren, als Mittelohrentzündung, als Fieber, Rückenschmerz oder Durchfall. Aber nicht nur äußere Einflüsse bewegen den Körper zum Handeln, sondern auch die Auseinandersetzung mit chronischen oder ererbten Schwächen: Asthma, rheumatische Beschwerden, Hautausschläge oder Migräne sind einige der vielen Erkrankungen, die eine Reaktion auf Störungen darstellen, die sich auf tieferer Ebene im Organismus abspielen. Seine Hauptaufgabe ist es, sich den ständig verändernden äußeren Einflüssen, die uns das Wetter, die Umwelt oder der Kontakt mit anderen Menschen auferlegen, anzupassen. Nur so bleiben wir fähig, dem Lebensfluss zu folgen.

Heilen auf dynamischer Ebene

Da im Krankheitsfall die eigene Reaktionskraft nicht ausreicht, den Anpassungsprozess durchzuführen, braucht der Patient Unterstützung, also einen gezielten Energieschub. Homöopathika sind als Energieträger dazu in der Lage – wenn sie richtig gewählt und verordnet wurden.

Denn sie unterstützen den Körper nach dem Ähnlichkeitsprinzip mit der gleichen Energie und Dynamik, die er selbst zur Wiederherstellung seines inneren Gleichgewichts in Bewegung gesetzt hat.

Die praktische Therapie

Das theoretische Denkbild der Klassischen Homöopathie ins Praktische umzusetzen, ist schwer. Der Behandler muss eine Erkrankung in ihrer gesamten Dynamik erfassen. Gelingt ihm dies nicht, kann er nicht heilen. Eine klinische Diagnose allein reicht dafür nicht aus. Zwar macht sie eine Aussage über die Erscheinungsform der Erkrankung, nicht aber über ihren Ursprung und ihr Wesen. Dies zu erkennen, ist jedoch notwendig, um den Regulierungsprozess auf der dynamischen Ebene beeinflussen zu können. Bei der Suche nach der wirksamen Arznei, die für den Patienten in seiner derzeitigen Verfassung infrage kommt, stehen dem seriösen Homöopathen drei Hilfsmittel zur Verfügung.

- Er besitzt ein Repertorium, also ein Nachschlagewerk oder Computerprogramm, das Zehntausende Symptome mit den jeweils infrage kommenden Arzneien auflistet. Dieses Repertorium wird ständig aktualisiert und erweitert und ist bei der Mittelsuche unabdingbar.
- Die Materia Medica ist seine zweite Informationsquelle: homöopathische Fachliteratur, die alle Resultate der Arzneiprüfungen umfasst und die Eigenschaften Hunderter Arzneien bis ins Detail beschreibt.
- Das Ähnlichkeitsprinzip bietet weitere Hilfe. Es besagt, dass für eine richtige Verschreibung nur jene Arznei infrage kommt, die in Prüfungen bewiesen hat, beim gesunden Menschen ein ähnliches Krankheitsbild hervorrufen zu können. Diese Ähnlichkeit zu erkennen, ist oft sehr schwer, da nicht nur die körperlichen Symptome, sondern auch die Gemüts- und Begleitsymptome des Patienten zu berücksichtigen sind.

Ordnung schaffen

Die praktische homöopathische Arbeitsweise lässt sich am besten anhand eines Beispiels erklären. Ein Patient hustet, er hat Fieber und berichtet, dass seine Beschwerden anfingen, nachdem er sich längere Zeit

Unter Anamnese (griechisch für Erinnerung) versteht man die Vorgeschichte einer Krankheit einschließlich früherer Erkrankungen, Krankheitsfällen in der Familie usw. nach den Angaben des Patienten. Sie ist der Beginn jeder homöopathischen Behandlung.

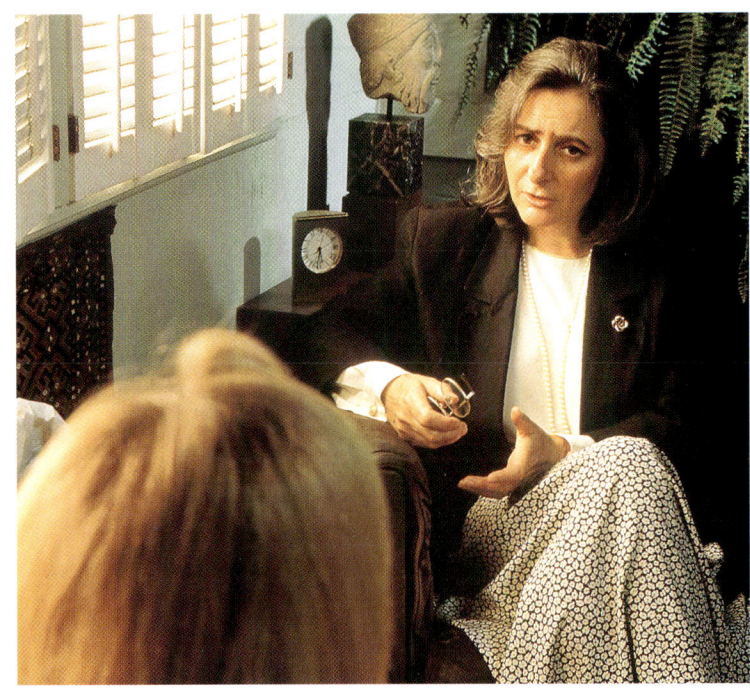

Wer sich einem Homöopathen anvertraut, ist vielleicht zunächst erstaunt über die grundlegend andere Art der Gesprächsführung. Die exakte und ausführliche Fallaufnahme, die Anamnese, ist wichtige Voraussetzung für eine erfolgreiche Behandlung.

Nach der Beurteilung der einzelnen Symptome aus der Anamnese wird ein Homöopathikum mit dem ähnlichsten Arzneimittelbild in Bezug auf die Symptomatik des Patienten ausgewählt.

in eisiger Kälte aufgehalten hatte. »Bronchitis« lautet die klinische Diagnose, aber damit allein lässt sich nicht viel anfangen. Sie ist aus homöopathischer Sicht viel zu ungenau, da sie keine Aussage über das Wesen der Krankheitsreaktion macht. Nur die Symptome zu beseitigen, ohne dem Anpassungsbedürfnis des Körpers gerecht zu werden, lässt die Störung im Regulierungssystem unbehoben. Wir müssen in der Befragung deshalb deutlich tiefer gehen: Ist der Husten produktiv oder trocken? Wie ist die Beschaffenheit des Auswurfs? Wie reagiert der Patient auf Wärme und Kälte? Fühlt er sich müde, oder geht es ihm bei Bewegung besser?

Die Arzneimittelwahl

Erst die Antwort auf eine Vielzahl solcher Fragen macht es dem Homöopathen möglich, sich ein Gesamtbild der Krankheitsdynamik zu verschaffen und diejenige Arznei zu finden, die diesem individuellen Krankheitszustand am deutlichsten entspricht. Das ist in den meisten

Fällen eine sehr zeitintensive Arbeit, die manchmal sogar mehrere Stunden intensiven Nachforschens beim Patienten erfordert. Deshalb sollten auch alle Versprechungen, in Minutenverfahren homöopathisch behandeln zu können, mit äußerster Skepsis und Zurückhaltung betrachtet werden.

Erstverschlimmerung

Verabreichen wir dem Patienten seine Arznei, stellen wir manchmal fest, dass sich sein Zustand für kurze Zeit verschlimmert. Man nennt das deshalb die Erstverschlimmerung. Sie entsteht, weil sich die Arznei am Regulierungsprozess im Organismus beteiligt und diesem Prozess quasi einen Extraschub erteilt. Erstverschlimmerungen sind als positiv zu bewerten, denn sie deuten darauf hin, dass die richtige homöopathische Arznei gefunden wurde. Nach dieser Erstverschlimmerung klingen die Beschwerden meist rasch ab, und der Patient erholt sich oft überraschend schnell.

Die meisten Heilungen verlaufen allerdings ohne deutliche Erstverschlimmerung und treten bei Hochpotenzen (C30 und mehr) wesentlich seltener auf als bei niedrigen Potenzen. Wichtig ist – und das vor allem bei der Behandlung chronischer Krankheitsfälle –, die Reaktionen auf die Einnahme einer Arznei genauestens zu beobachten und sie richtig zu bewerten.

Die Hering-Regel

Einer der bedeutendsten amerikanischen Homöopathen der ersten Generation, der ausgewanderte deutsche Arzt Constantin H. Hering (1800–1880), hat auf diesem Gebiet intensive Forschungsarbeit geleistet. In jahrelangen Beobachtungen stellte er fest, dass man von einer wirklichen, dauerhaften Heilung nur dann sprechen kann, wenn die Symptome nach einem festen Schema verschwinden. In der so genannten Heringschen Regel heißt es: »Heilung verläuft von oben nach unten, von innen nach außen, von den wichtigen zu den unwichtigeren Organen und in der umgekehrten Reihenfolge, in der die Symptome aufgetreten sind.«

In der homöopathischen Praxis bestätigt sich dieses Phänomen immer wieder. Man behandelt beispielsweise einen Patienten mit Asthma und

Im Unterschied zum Heilungsverständnis der Schulmedizin erwartete Hering eine Verschiebung im Krankheitsverlauf in Richtung auf immer harmlosere Symptome. Ein so genanntes Aufarbeiten früherer Gesundheitsprobleme mit dem Wiederauftreten meist abgeschwächter Beschwerden bewertete er als besonders positiv.

23

stellt im Verlauf der Behandlung fest, dass sich die Atembeschwerden zwar bessern, anstelle davon aber ein Hautausschlag auftritt. Nachfragen ergeben dann meist, dass der Patient früher bereits einen Ausschlag hatte, der »mit irgendeiner Salbe« behandelt wurde. Auch wenn der Patient in unserem Fallbeispiel nach dem Asthma plötzlich mit einer anderen Krankheit zu tun bekommt, ist er dennoch auf dem Weg der Heilung, und der Homöopath wird mit dem Ergebnis seiner Behandlung sehr zufrieden sein.

Im Gegensatz zur Klassischen Homöopathie, die strikt auf Hahnemanns Lehren aufbaut und immer nur ein Mittel verordnet, setzt die Homöopathie der Komplexmittel Mischungen verschiedener Einzelpräparate ein. Diesen Heilansatz lehnte Hahnemann Zeit seines Lebens vehement ab.

Die Unterdrückung des Hautausschlags war unter Umständen der Auslöser für die asthmatischen Beschwerden. Dass er nun für kurze Zeit erneut auftritt, um auskuriert werden zu können, ist begrüßenswert und nötig, um dem Organismus die Gelegenheit zu geben, sein inneres Gleichgewicht neu zu finden. Hierin erkennt man die Gefahr symptomunterdrückender Therapien, die bestehende Beschwerden auf tiefere, bedrohlichere Ebenen verlagern können (in unserem Beispiel von der Haut auf die Lunge), was im schlimmsten Fall sogar zu Unheilbarkeit führen kann.

Woran erkennt man einen guten Homöopathen?

Aufgrund der Vielschichtigkeit der Materie ist es ausgesprochen wichtig, sich einem Homöopathen anzuvertrauen, der sein Fach versteht. Weder Ärzte noch Heilpraktiker erlernen während ihres Studiums automatisch die Homöopathie. Es kommt deshalb auf das individuelle Interesse und den eigenen Einsatz an und darauf, auf welchem Niveau sich der Therapeut fortbildet.

Manche Ärzte und Heilpraktiker bedienen sich leider fahrlässig der Fachbezeichnung »Homöopath«, ohne die grundlegenden Prinzipien dieser ganzheitlichen Heilmethode wirklich verstanden oder intensiv erlernt zu haben und ohne nach den genau umschriebenen Regeln der Homöopathie zu therapieren.

Es gibt jedoch auch genügend Ärzte und Heilpraktiker, die sich ihres Auftrags zu heilen bewusst sind und die Homöopathie so anwenden, wie sie formuliert wurde und funktioniert. Diese Therapeuten bezeichnen sich meist als Vertreter der Klassischen Homöopathie und verpflichten sich damit, die Homöopathie nach den ursprünglichen, von Hahnemann formulierten Prinzipien und Regeln anzuwenden. Einen solchen Klassischen Homöopathen erkennt man u. a. an den im Kasten unten auf dieser Seite genannten Eigenschaften.

Irrige Behauptungen

Unter der Bezeichnung »homöopathisch« sind heutzutage leider zahlreiche Produkte auf dem Markt, die mit der Klassischen Homöopathie als erprobter Heilmethode nichts zu tun haben. Dazu zählen beispielsweise die so genannten Komplexmittel oder Cocktails, die aus mehreren kaum potenzierten Substanzen zusammengestellt sind und bei allen möglichen kleineren Leiden prompte Heilung versprechen. Diese Mittel wurden nie an gesunden Menschen geprüft, wirken oftmals sogar einander gegenseitig aufhebend und haben deshalb in homöopathischem Sinn keinerlei Bedeutung.

Auch der Behauptung, die Homöopathie eigne sich nur zur Behandlung einfach zu behebender Bagatellerkrankungen, muss entschieden entgegengetreten werden. Das Gegenteil ist der Fall. Die Praxis zeigt – und zwar weltweit –, dass die Homöopathie auch in schwer wiegenden Krankheitsfällen zu heilen vermag, sogar dann, wenn andere Methoden am Ende ihrer Möglichkeiten angelangt sind.

Leider haben auch viele unseriöse Hersteller den Begriff »Homöopathie« für sich entdeckt und zweifelhafte Produkte auf den Markt gebracht. Kaufen Sie Ihre homöopathischen Arzneien daher am besten ausschließlich in der Apotheke.

Diese Eigenschaften sollte ein Klassischer Homöopath haben

● Er nimmt sich genügend Zeit für die exakte Aufzeichnung Ihres gesamten Krankheitsbildes und der Symptome und berücksichtigt auch Ihre individuelle Gemütsverfassung.
● Er verordnet Einzelmittel. D. h., er behandelt nie mit so genannten Komplexmitteln oder Cocktails und nur mit solchen potenzierten Arzneien, deren Wirkungsbereich in Prüfungen an gesunden Menschen erforscht wurde.
● Er behandelt Sie als Individuum in seiner komplexen Gesamtheit und nicht lediglich Ihre einzelnen Symptome.

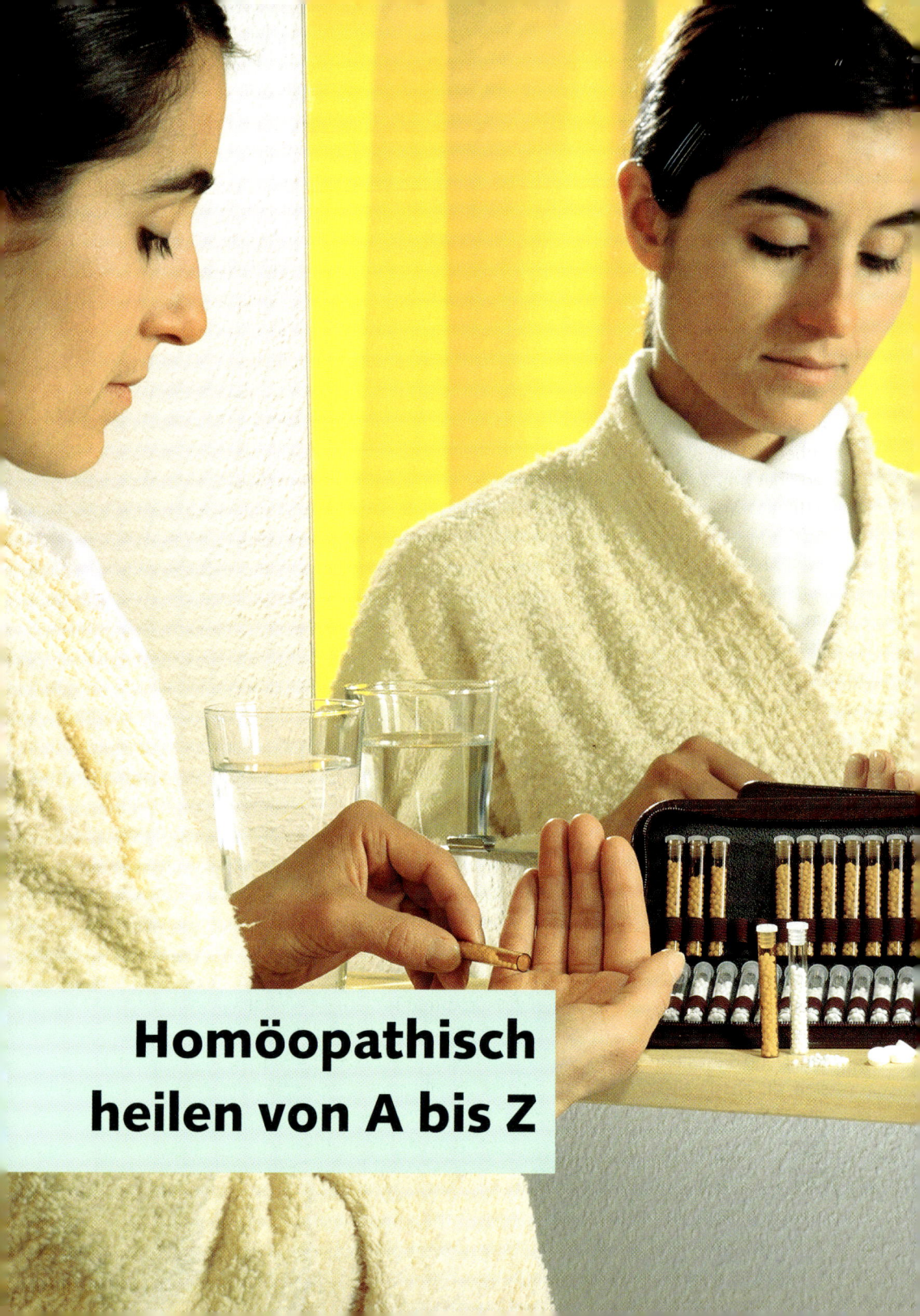

Homöopathisch heilen von A bis Z

Hilfe zur Selbstheilung

Dieses Kapitel erfüllt den Zweck, Sie mit den wichtigsten homöopathischen Arzneien vertraut zu machen und Ihnen bei der Mittelsuche zu helfen. Inhaltlich geht es dabei hauptsächlich um akute Beschwerden, die sich bei richtiger Anwendung durchaus in eigener Regie beheben oder zumindest lindern lassen.

Außerdem sind einige Erkrankungen aufgeführt, deren Behandlung unbedingt einem Arzt oder Heilpraktiker überlassen werden müssen, wo aber homöopathische erste Hilfe unter Umständen sogar lebensrettend sein kann.

Achtung Beschwerden, die einen chronischen Charakter haben oder wiederholt auftreten, eignen sich keinesfalls zur Selbstbehandlung. Da bei der Behandlung derartiger Leiden sehr viele Details zu beachten sind, sollte sich der Patient in solchen Fällen an einen erfahrenen Klassischen Homöopathen wenden. Eine falsche Selbstbehandlung kann hier gravierende Auswirkungen haben und eine Heilung äußerst schwierig oder sogar unmöglich machen!

Auf Seite 190 finden Sie die Adresse der Deutschen Gesellschaft für Klassische Homöopathie e. V. Dort hilft man Ihnen gern, einen guten Behandler in Ihrer Nähe zu finden.

Handhabung des Beschwerdenkatalogs

Da die Homöopathie keine Krankheiten »bekämpft«, sondern die Selbstheilung unterstützt und verstärkt, ist es wichtig zu durchschauen, was im kranken Körper vor sich geht. Es kommt nicht auf den Namen einer Krankheit an, sondern auf das gesamte Symptombild des Patienten. Denn dieses zeigt uns, welcher Art die Anstrengungen des Körpers sind, die er selbst zu seiner Heilung unternimmt.

Um die Mittelsuche so effektiv wie möglich zu gestalten, ist der nachfolgende Abschnitt »Krankheiten von Abszess bis Zahnschmerzen« in jeweils vier Punkte unterteilt. In der Randspalte finden Sie die Arzneien,

Sie sollten sich umgehend an einen Arzt oder Homöopathen wenden, falls:
- Sich Ihr Befinden tagelang nicht bessert
- Sich Ihr Befinden massiv verschlechtert
- Die auftretenden Symptome sehr heftig sind
- Ihre Beschwerden chronisch zu werden drohen

27

die bei den jeweiligen Beschwerden am häufigsten angezeigt sind. Unter Punkt »Symptome« sind die wichtigsten körperlichen Symptome aufgeführt, unter Punkt »Charakter« die Gemütssymptome des Patienten bzw. die Charakteristik des Mittels und unter Punkt »Modalitäten« die Verschlimmerung bzw. Besserung der Beschwerden.

Sich ein exaktes Bild verschaffen

Beobachten Sie den Patienten genau, und schreiben Sie die auffallendsten Symptome auf. Fragen Sie nach, ob eine auslösende Ursache bekannt ist, ob Wärme oder Kälte die Beschwerden bessern, ob Bewegung oder Ruhe den Zustand verschlimmern usw. Wenn Sie sich auf diese Weise ein Gesamtbild gemacht haben, suchen Sie im Beschwerdenkatalog nach der Arznei, die diesem Bild am genauesten entspricht. Mindestens eines, am besten aber mehrere der aufgeführten Symptome sollten vorhanden sein, um die Mittelwahl zu rechtfertigen.

Schwanken Sie zwischen zwei Arzneien, lesen Sie auch im Kapitel »Die homöopathische Haus- und Reiseapotheke« (Seite 162ff.) nach, um sich ein genaueres Bild der betreffenden Arzneien zu machen. Lassen sich die Symptome des Patienten nirgends finden, ist der Fall zu kompliziert für eine Selbstbehandlung. Wenden Sie sich dann in jedem Fall an Ihren Homöopathen!

Die Dosierung

Da die Klassische Homöopathie im energetischen Bereich arbeitet, sollten die Arzneien auch über ausreichend energetisches Potenzial verfügen. Hahnemann betrachtete die C30 als eine Art universale Potenz, nicht zu tief und nicht zu hoch, und an dieser Empfehlung soll hier festgehalten werden.

Im normalen Krankheitsfall geben oder nehmen Sie eine Gabe von einer Tablette, fünf Globuli (Streukügelchen) oder zehn Tropfen in einem Glas Wasser und nehmen davon dreimal täglich einen Esslöffel. Vor jeder Einnahme sollten Sie die Lösung ein paarmal kräftig durchrühren. Da die Arznei über die Mundschleimhaut aufgenommen wird, behalten Sie die Lösung am besten einige Zeit lang im Mund, bevor Sie sie hinunterschlucken. Sie sollten eine Viertelstunde vor und nach der Mitteleinnahme nichts essen oder trinken. Im Anfangsstadium eines akuten Falls müssen die Gaben öfter wiederholt werden, beispielsweise

Für homöopathische Arzneien werden feste Stoffe mit Milchzucker verrieben, flüssige bzw. lösliche Substanzen mit einem meist 45-prozentigen Alkoholgemisch verschüttelt. Sie bekommen Ihr Mittel in der Apotheke daher in Form von Tabletten, Globuli (Kügelchen) oder Tropfen.

alle zwei Stunden, in Notfällen sogar alle 15 Minuten. Sehr wichtig ist, dass Sie die Einnahme der Homöopathika einstellen, sobald sich eine Besserung erkennen lässt, denn zusätzliche Mittelgaben in dieser Phase können nur schaden!

Ebenfalls ist zu beachten, dass Kaffee und ätherische Öle wie Menthol, Eukalyptus, Kampfer (z. B. in Kaugummi, Bademitteln oder Sportsalben) die Mittelwirkung stören oder aufheben können. Bei Nux vomica ist außerdem auf alkoholische Getränke zu verzichten!

Warnhinweis

Wie schon am Anfang dieses Buchs erwähnt, ist die Homöopathie, wenn man sie nach den klassischen Regeln ausübt, keine einfache Heilmethode. Sie setzt ein Umdenken über Kranksein und Gesundwerden voraus und zwingt uns zu ständigem Überdenken und Hinterfragen. Wenn also bei der Selbstbehandlung ein positives Resultat ausbleibt, ist das keine Schande und auch kein Grund zum Verzweifeln. Gehen Sie davon aus, dass der Fall für eine Selbstbehandlung zu kompliziert ist oder Sie ihn nicht richtig beurteilt und deshalb ein falsches Mittel gewählt haben. Experimentieren Sie dann nicht weiter, sondern vereinbaren Sie einen Termin bei Ihrem Klassischen Homöopathen. Er wird Ihnen gern weiterhelfen.

Dieses Praxisbuch bietet Ihnen eine fundierte Anleitung zur Selbstbehandlung. Bei Unsicherheiten oder Problemen wenden Sie sich aber bitte in jedem Fall an einen erfahrenen Homöopathen!

Krankheiten von Abszess bis Zahnschmerzen

Abszess

Abszesse sind abgegrenzte Eiteransammlungen im Gewebe.

Symptome Wiederkehrende kleine Furunkel, die nicht reifen wollen. Abszesse als Folge von Prellung oder Quetschung.

Charakter Angst vor Berührung der schmerzhaften Stellen. Der Patient möchte allein gelassen werden.

Modalitäten Verschlimmerung: Berührung

Arnica montana

Belladonna Symptome Plötzlich auftretende Zahnfleischabszesse. Eiterherde, die sehr heiß, stark geschwollen und berührungsempfindlich sind.
Charakter Heftig und wütend. Wahnvorstellungen. Überempfindlichkeit aller Sinne.
Modalitäten Verschlimmerung: Berührung, Licht, Geräusche

Calcium sulfuricum Symptome Nach Öffnung des Abszesses, mit Absonderung von dickem, gelbem Eiter. Beschleunigt den reinigenden Ausfluss.

Hepar sulfuris Symptome Extrem schmerzhafte Abszesse. Jede kleine Verletzung eitert. Betroffene Stellen sind sehr berührungsempfindlich.
Charakter Äußerst empfindlich gegen Schmerz. Der Patient schwitzt.
Modalitäten Verschlimmerung: Berührung, Kälte; Besserung: Wärme

Mercurius Symptome Wiederkehrende Zahnfleischabszesse bei üblem Mundgeruch. Abszesse in den Gelenken.
Charakter Instabilität, Langsamkeit. Schwitzen am ganzen Körper. Empfindlich gegen Wärme und Kälte.
Modalitäten Verschlimmerung: nachts, Wärme und Kälte, Zugluft

Silicea Symptome Harte, wenig schmerzhafte Abszesse. Zahnwurzelabszesse. Fördert die Austreibung von Fremdkörpern (Splitter, Dornen usw.) aus dem Gewebe.
Charakter Starke Neigung zu Eiterungen.
Modalitäten Verschlimmerung: Kälte; Besserung: Wärme

Anämie

Anämien sind Erkrankungen, bei denen eine zu geringe Anzahl an roten Blutkörperchen vorliegt. Die Ursache kann genetisch bedingt sein, aber auch Blutungen oder Stoffwechselstörungen können dazu führen. Die Ursache soll unbedingt vom Arzt geklärt werden!

Calcium phosphoricum Symptome Blutarmut in der Pubertät. Bei dünnen, zu schnell wachsenden Kindern. Anämie als Folge einer erschöpfenden Krankheit.
Charakter Unzufrieden. Verlangen nach Veränderung. Motivationsverlust. Der Patient seufzt dauernd.
Modalitäten Verschlimmerung: Anstrengung; Besserung: Liegen

Symptome Anämie durch Blutverlust, z. B. bei starker Menstruation. Auch bei Schwäche durch andere erschöpfende Ausscheidungen.
Charakter Menschen mit großem Schönheitssinn. Ideenreich.
Modalitäten Verschlimmerung: leichteste Berührung; Besserung: starker Druck, Aufenthalt im Freien

China

Symptome Anämie durch Blutverlust. Trotz Blutmangels und blasser Haut errötet der Patient leicht.
Charakter Leichte Geräusche sind unerträglich. Verträgt keinen Widerspruch. Meidet Augenkontakt.
Modalitäten Verschlimmerung: Stillsitzen, Schwitzen; Besserung: sanfte Bewegung, nach dem Aufstehen

Ferrum metallicum

Symptome Blutarmut als Folge von anhaltendem Kummer. Blutarmut durch übermäßigen Salzverzehr.
Charakter Verschlossen. Verlangen nach Salz. Reizbar. Möchte allein sein, um zu weinen. Stiller Kummer.
Modalitäten Verschlimmerung: Trost, Geräusche, Wärme bzw. Hitze; Besserung: im Freien

Natrium muriaticum

Angina

Angina ist eine Infektionskrankheit des lymphatischen Gewebes im Hals- und Rachenraum. Die Halsentzündung geht oft mit Eiterung der Tonsillen (Mandeln) einher.

Symptome Angezeigt, wenn Abkühlung, Luftzug oder trockener, kalter Wind Auslöser der Beschwerden sind. Schmerzen kommen plötzlich und sind heftig. Wirksam im allerersten Krankheitsstadium.
Charakter Furcht. Sorgen um die Beschwerden. Psychische und körperliche Ruhelosigkeit.
Modalitäten Verschlimmerung: nachts; Besserung: im Freien

Aconitum

Symptome Der Hals ist hellrot und neigt zur Ödembildung. Der weiche Gaumen ist geschwollen, und das Zäpfchen hängt herunter. Trinken ist schmerzhaft, aber schmelzendes Eis lindert die Beschwerden.
Charakter Ödematöse Schwellungen, Unverträglichkeit von Wärme und Durstlosigkeit sind charakteristisch.

Apis

Modalitäten Verschlimmerung: Hitze, warme Speisen und Getränke, Berührung; Besserung: Kälte

Barium carbonicum

Symptome Oft wiederkehrende Halsentzündung und immer geschwollene Tonsillen. Erkältet sich leicht. Stechender Schmerz im Hals. Meist angezeigt im Kleinkindalter oder bei alten Menschen.
Charakter Mangel an Selbstvertrauen. Unentschlossenheit. Versteckt sich vor Fremden. Verzögerte Entwicklung.
Modalitäten Verschlimmerung: Gesellschaft, Kälte, Waschen, Denken an die Beschwerden; Besserung: Gehen im Freien, Ablenkung

Belladonna

Symptome Einschnürungsgefühl im Hals. Schlucken erschwert. Dauernde Neigung zu schlucken. Hals und Rachen heiß und leuchtend rot. Halsweh verschlimmert sich mit jeder Stunde. Pulsierende Schmerzen.
Charakter Beschwerden entwickeln sich rasch und heftig. Erregtes Gemüt, ohne Furcht. Sehr empfindlich gegen Berührung.
Modalitäten Verschlimmerung: Schlucken, vor allem von Flüssigkeiten, Zugluft, Kaltwerden des Kopfs; Besserung: nach dem Schlucken, Kopf nach hinten beugen

Capsicum

Symptome Brennendes Gefühl im Hals. Schmerz und Trockenheit im Rachen. Schmerz erstreckt sich zu den Ohren. Halsschmerz schlimmer zwischen den Schluckbewegungen. Hals zieht sich krampfhaft zusammen. Halsschmerzen bei Rauchern und Trinkern.
Charakter Furcht vor dem geringsten Luftzug. Heimweh. Abneigung gegen eine Änderung der täglichen Routine. Allgemeine Neigung zu mangelnder Körperhygiene.
Modalitäten Verschlimmerung: Kälte, Luftzug, im Freien; Besserung: Essen, Hitze

Ferrum phosphoricum

Symptome Halsschmerz bei Sängern und Rednern. Erstes Stadium einer Halsentzündung, wenn ein klares Symptombild fehlt. Der Patient errötet leicht. Taubheit begleitet die Halsbeschwerden.
Charakter Nervös, empfindlich, anämisch. Oft das erste Mittel bei allen fieberhaften Störungen und Entzündungen.
Modalitäten Verschlimmerung: nachts, von vier bis sechs Uhr, Bewegung, Berührung; Besserung: Kälte und kalte Anwendungen

Symptome Akute Entzündung der Mandeln, mit rascher Eiterung. Rachen trocken, geschwollen, brennend. Mandelentzündung übergehend in Rheumatismus.
Charakter Verlangen nach Äpfeln. Unreiner Körpergeruch. Hals- und Nackenmuskeln hart und verspannt.
Modalitäten Verschlimmerung: warme Getränke, Hitze; Besserung: kalte Anwendungen

Guajacum

Symptome Splittergefühl beim Schlucken. Punktförmige Eiterstellen auf den Mandeln. Patient greift sich vor Schmerz an den Hals.
Charakter Empfindlich gegenüber Berührung. Eiterungsneigung.
Modalitäten Verschlimmerung: trockene Kälte, Berührung; Besserung: Hitze, feuchtes Wetter

Hepar sulfuris

Symptome Angina, vor allem linksseitig lokalisiert. Erstickungsgefühl. Gefühl eines Fremdkörpers im Hals. Schleim kann weder hoch- noch hinuntergebracht werden.
Charakter Redselig, leidenschaftlich, geistig überaktiv. Beschwerden meist linksseitig. Verträgt nicht den geringsten Druck am Hals.
Modalitäten Verschlimmerung: während und nach dem Schlaf, Wärme, Kleiderdruck am Hals (z. B. durch Rollkragen)

Lachesis

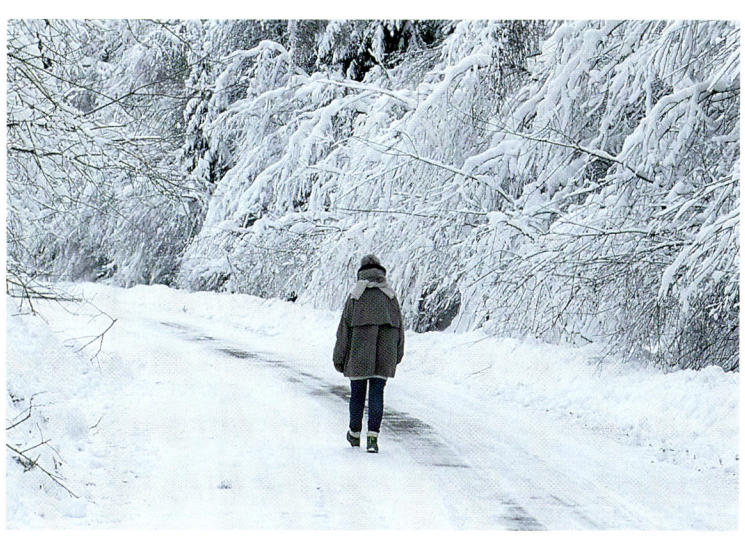

Bei manchen Formen der Angina tut auch ein Spaziergang an der frischen Luft sehr gut – vorausgesetzt natürlich, man ist warm genug bekleidet und schützt den Hals vor Nässe und Zugluft.

Lycopodium **Symptome** Stechen und wundes Gefühl beim Schlucken. Die Entzündung fängt rechts an und breitet sich nach links aus.
Charakter Nicht gern allein. Diktatorisch zu Hause, aber unter Fremden zurückhaltend.
Modalitäten Verschlimmerung: von 16 bis 20 Uhr, Zimmerwärme; Besserung: warme Getränke

Mercurius **Symptome** Jede Entzündung neigt zur Eiterung. Dauernder Schluckdrang. Starker Speichelfluss und übler Mundgeruch. Halsschmerzen bei jedem Wetterwechsel. Völliger Stimmverlust. Chronische Schwellung der Mandeln.
Charakter Instabilität, mit großer Empfindlichkeit sowohl gegen Hitze als auch Kälte. Trägheit. Der Patient schwitzt schnell.
Modalitäten Verschlimmerung: nachts, Zugluft und Wind, Liegen auf der rechten Körperseite

Phytolacca **Symptome** Der Hals ist dunkelrot oder bläulich rot gefärbt. Großes Hitzeempfinden und raues, sehr enges Gefühl im Rachen. Extreme Schmerzen beim Schlucken, mitunter bis in die Ohren ausstrahlend. Mandeln und Rachenenge stark geschwollen.
Charakter Schmerzen, Unruhe und Erschöpfung. Wundheitsgefühl im ganzen Körper. Wandernde Schmerzen.
Modalitäten Verschlimmerung: Schlucken, heiße Getränke; Besserung: kalte Getränke

Angina pectoris

Dabei kommt es zu anfallartigen Schmerzen hinter dem Brustbein, oft in den linken Arm ausstrahlend, ähnlich wie beim Herzinfarkt. Ursache ist eine Verengung der Herzkranzgefäße. Die Schmerzen treten meist nach körperlicher oder psychischer Belastung auf und halten normalerweise nur einige Minuten lang an.

Aconitum **Symptome** Der Patient hat eine ungeheure Angst und ist sich sicher, dass er bald sterben werde. Er ist körperlich sehr unruhig, aber die Bewegung verschlimmert seinen Zustand.
Charakter Nur beim allerersten Anfall wirksam. Wiederholen sich die Anfälle, dann ist oft Cactus angezeigt.

Symptome Zusammenschnürungsgefühl der ganzen Brust, wie von einem eisernen Band. Das Herz fühlt sich an wie von einer eisernen Hand gepackt und wieder losgelassen. Die Atmung ist behindert.
Charakter Große Angst, aber nicht die unmittelbare Todesfurcht wie bei Aconitum.
Modalitäten Besserung: Liegen auf dem Rücken

Cactus

Symptome Fast ein Spezifikum bei Angina pectoris. Obwohl Bewegung verschlimmert, kann der Patient nicht ruhig liegen.
Charakter Extreme Ruhelosigkeit bis hin zu Panik. Ständiges Hin- und Herwerfen im Bett. Unbeherrschtes Weinen auch bei ansonsten stabilen Menschen.

Latrodectus mactans

Symptome Die Herzbeschwerden werden begleitet von Augensymptomen. Schmerzen ausgelöst durch Rauch. Sehr heftige, ausstrahlende Schmerzen.
Charakter Patient verlangt nach warmem Wasser, das die Beschwerden lindert. Furcht vor spitzen Gegenständen.
Modalitäten Verschlimmerung: Berührung, Bewegung; Besserung: Liegen auf der rechten Seite, mit erhöhtem Kopf

Spighelia

Arthritis

Darunter versteht man entzündliche Gelenkbeschwerden, die zu schwer wiegenden und schmerzhaften rheumatischen Veränderungen am Bewegungsapparat führen können.

Symptome Im ersten Stadium der Entzündung, wenn sie durch trockene Kälte hervorgerufen wurde. Die Beschwerden sind heftig, brennend und treten plötzlich auf.
Charakter Der Patient ist ruhelos und hat Angstgefühle.
Modalitäten Verschlimmerung: nachts, Kälte

Aconitum

Symptome Heftig und plötzlich auftretende Schwellung und Rötung. Das betroffene Gelenk fühlt sich bei Berührung brennend heiß an.
Charakter Heftige Gemütssymptome, jedoch ohne Angst (im Gegensatz zu Aconitum).
Modalitäten Verschlimmerung: Berührung

Belladonna

Bryonia   **Symptome**   Stechender Schmerz in den betroffenen Gelenken. Rötung, Schwellung und starkes Hitzeempfinden. Die geringste Bewegung ist schmerzhaft.
Charakter   Der Patient befürchtet, seine Tagesgeschäfte nicht mehr erledigen zu können. Reizbar. Möchte allein sein.
Modalitäten   Verschlimmerung: Bewegung, Wärme; Besserung: kalte Anwendungen, fester Druck

Colchicum   **Symptome**   Stoffwechselbedingte Gelenkbeschwerden wie Gicht. Die große Zehe ist extrem schmerzhaft.
Charakter   Extrem reizbar. Der Patient schreit vor Schmerzen.
Modalitäten   Verschlimmerung: Berührung, feuchtes, kaltes Wetter; Besserung: Wärme, Ruhe

Guajacum   **Symptome**   Oft indiziert bei Arthritis der Handgelenke. Betroffene Teile sind brennend heiß.
Charakter   Inneres Gefühl von Schwellung und Muskelverspannung. Verlangen zu gähnen, sich zu strecken.
Modalitäten   Verschlimmerung: Wärme; Besserung: Kühle bzw. Kälte und kalte Anwendungen

Ledum   **Symptome**   Gichtische Schmerzen, die unten an den Füßen anfangen und dann nach oben wandern. Betroffene Gelenke sind geschwollen, heiß und blass.
Charakter   Unzufrieden. Einzelgänger. Abgeschiedenheit. Hitze in den Gliedern, bei sonstiger Kälte.
Modalitäten   Verschlimmerung: Bettwärme, Bewegung; Besserung: Kälte, Fußbad in kaltem Wasser

Rhus toxicodendron   **Symptome**   Die Beschwerden entstehen durch feuchte Kälte. Gelenkschmerzen bessern sich bei fortgesetzter Bewegung. Kalte, frische Luft verträgt der Patient nicht.
Charakter   Große Ruhelosigkeit. Wechselt ständig die Lage. Verlangen, die Gliedmaßen zu strecken.
Modalitäten   Verschlimmerung: zu Beginn der Bewegung, Nasswerden, nachts, in Ruhelage; Besserung: fortgesetzte Bewegung, warme Anwendungen

Bindehautentzündung

Die so genannte akute Konjunktivitis geht mit Rötung, Lichtscheue und starkem Tränenfluss der Augen einher.

Symptome Trockener, kalter Wind löst die Beschwerden aus. Die Lider sind geschwollen, hart und rot.
Charakter Ruhelosigkeit. Angst und Sorge.
Modalitäten Verschlimmerung: Licht; Besserung: im Freien

Aconitum

Symptome Starkes Brennen in den Augenlidern. Reichlicher, wässriger, milder Tränenfluss.
Charakter Dumpfheit des Geistes, die sich abends verschlimmert.
Modalitäten Verschlimmerung: warmes Zimmer, abends; Besserung: im Freien, kalte Anwendungen

Allium cepa

Symptome Lider stark geschwollen, ödematös. Plötzliche, schneidende Schmerzen. Bindehaut stark geschwollen. Eitrige Absonderungen.
Charakter Eifersüchtig. Unruhig. Ungeschickt. Weinerlich.
Modalitäten Verschlimmerung: warmes Zimmer und Hitze; Besserung: im Freien, kalte Anwendungen

Apis

Symptome Innere Augenwinkel geschwollen und rot. Starke Schwellung der Bindehaut mit reichlicher Eiterung.
Charakter Warmblütig mit starkem Verlangen nach frischer Luft. Verlangen nach Zucker.
Modalitäten Verschlimmerung: warmes Zimmer; Besserung: Schließen der Augen, Druck auf die Augen, im Freien

Argentum nitricum

Symptome Brennend heißer und ätzender Tränenfluss. Sehr starke Lichtscheue, vor allem bei Schnee.
Charakter Ängstlich und unruhig. Peinlich genau in Kleinigkeiten.
Modalitäten Besserung: äußere Wärme

Arsenicum album

Symptome Bindehaut rot, brennend und trocken. Plötzliches und heftiges Auftreten der Beschwerden.
Charakter Ruhelos, aggressiv, aber nicht ängstlich. Überempfindlich gegenüber Berührung oder Licht.

Belladonna

Modalitäten Verschlimmerung: Zugluft, Hitze, Bewegung der Lider; Besserung: dunkles Zimmer

Euphrasia **Symptome** Scharfer Tränenfluss. Augen schwimmen dauernd. Eiter zähflüssig und wundmachend. Bindehautentzündung nach Augenverletzung oder bei Masern.
Charakter Ständige Neigung zum Blinzeln.
Modalitäten Verschlimmerung: abends, Wärme; Besserung: Aufenthalt in Dunkelheit

Rhus toxicodendron **Symptome** Entzündung ausgelöst von nasskaltem Wetter oder durch längeren Aufenthalt am/im Wasser.
Charakter Ruhelos. Der Patient muss ständig die Lage wechseln.
Modalitäten Verschlimmerung: kalte Anwendungen; Besserung: Wärme und warme Anwendungen

Blasenentzündung

Die akute Zystitis tritt vor allem im Kindesalter und bei der sexuell aktiven Frau auf. Die wichtigsten Symptome sind Brennen beim Wasserlassen und ständiger Harndrang. Kommt Fieber hinzu, muss unbedingt ein Arzt die Ursache abklären!

Aconitum **Symptome** Harnverhaltung bei Kindern, wenn sie sich erkälten. Das Kind schreit und ist unruhig. Urin spärlich, heiß, rot und schmerzhaft.
Charakter Große ängstliche Unruhe. Beschwerden kommen plötzlich, heftig. Beschwerden nach kaltem, trockenem Wind.
Modalitäten Verschlimmerung: Kälte, nachts; Besserung: Schwitzen

Apis **Symptome** Der spärlich fließende Urin ist stark gefärbt. Die letzten Tropfen brennen am schlimmsten. Vor der Menses häufiges Urinieren. Nachts anhaltender Harndrang.
Charakter Warmblütige Menschen. Ungeschicklichkeit. Durstlos.
Modalitäten Verschlimmerung: Hitze, Berührung; Besserung: Kälte, kalte Anwendungen

Belladonna **Symptome** Starkes Brennen und Krämpfe in der Harnröhre. Blase empfindlich gegen Erschütterung. Harn ist dunkel, trüb und fließt spärlich.

Charakter Plötzliche, heftige Beschwerden. Starke Gemütssymptome.
Modalitäten Verschlimmerung: Berührung, Erschütterung

Symptome Unerträglicher, brennender Harndrang. Gesteigertes se-
xuelles Verlangen. Urinabgang tropfenweise, blutig, brennend.
Charakter Brennende, schneidende Schmerzen, manisches Verhalten.
Modalitäten Verschlimmerung: Urinieren; Besserung: Reiben

Cantharis

Symptome Blasenentzündung durch Erkältung oder durch Liegen/Sit-
zen auf kaltem, feuchtem Boden. Sediment im Urin ist schleimig, eitrig.
Charakter Plötzliche Veränderungen von warm zu kalt, trocken zu
feucht sind immer die Auslöser.
Modalitäten Verschlimmerung: Abkühlung, kalte Luft; Besserung:
Bewegung, äußere Wärme

Dulcamara

Symptome Blasenentzündung mit massigem, rotem Niederschlag im
Urin. Drückender Schmerz in der Blasengegend. Rückenschmerz vor
dem Wasserlassen, der nach dem Urinieren aufhört.
Charakter Mangel an Selbstvertrauen, hochmütig, diktatorisch.
Modalitäten Verschlimmerung: Druck der Kleidung, Wärme, von
etwa 16 bis 20 Uhr; Besserung: warme Speisen und Getränke, im Freien

Lycopodium

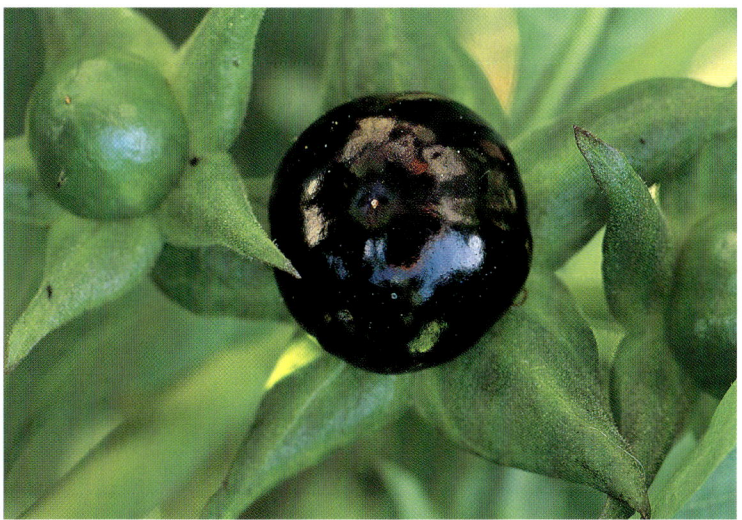

*Ein Mittel gegen
Blasenentzündung
ist Belladonna oder
auch Tollkirsche.
Sie wächst in Euro-
pa und Kleinasien;
die reifen Früchte
sind kirschgroß,
glänzend blau-
schwarz und saftig.
Vorsicht: Sie sind
unbearbeitet hoch-
giftig!*

Pulsatilla **Symptome** Häufiges Urinieren durch Kälte und Nässe. Vermehrter Harndrang beim Liegen auf dem Rücken. Unwillkürlicher Urinabgang beim Husten oder im Sitzen.
Charakter Mild, nachgiebig, herzlich. Patient weint leicht. Starkes Bedürfnis nach frischer Luft.
Modalitäten Verschlimmerung: Rückenlage, warmes Zimmer; Besserung: frische, kalte Luft

Sarsaparilla **Symptome** Urinieren schmerzhaft, vor allem bei den letzten Tropfen. Urin tröpfelt beim Sitzen. Frösteln im Blasenhals nach dem Wasserlassen. Gurgelndes Geräusch beim Wasserlassen. Kinder weinen vor Schmerz beim Urinieren.
Charakter Traurige Stimmung als Folge der Schmerzen. Patient kann nur im Stehen urinieren.
Modalitäten Verschlimmerung: feuchtkaltes Wetter

Terebinthina **Symptome** Schmerzhafter Harnfluss mit Blut im Urin. Veilchengeruch.
Charakter Mittel zeigt eine starke Neigung zu Schleimhautblutungen.

Blutungen

Damit ist hier die Neigung insbesondere zu schwer zu stillenden Blutungen gemeint.

Arnica montana **Symptome** Das erste Mittel nach Verletzungsfolgen von Prellung, Quetschung, Schlag, Sturz. Wirkung hauptsächlich auf die kleinen Blutgefäße (siehe auch Hamamelis).
Charakter Furcht vor Berührung und Annäherung. Eigensinnig.
Modalitäten Verschlimmerung: Bewegung, Berührung

Crotalus horridus **Symptome** Starke Neigung zu Blutungen. Blutiger Schweiß. Dunkles Blut mit schwacher Gerinnung.
Charakter Schwaches Gedächtnis. Weinerlich.

Hamamelis **Symptome** Ähnlich wie Arnica, bei Blutungen nach Verletzungen. Wirkung hauptsächlich auf die großen Gefäße. Blutende Hämorrhoiden. Lang anhaltendes Nasenbluten. Nasenbluten anstatt Menses.
Modalitäten Verschlimmerung: warme, feuchte Luft; Besserung: Ruhe

Symptome Reichliche, plötzlich auftretende Blutungen von hellroter Farbe. Gebärmutterblutung mit Atemnot und Erbrechen.
Charakter Reizbar. Schwer zufrieden zu stellen.
Modalitäten Verschlimmerung: Wärme; Besserung: im Freien

Ipecacuanha

Symptome Neigung zu Blutungen von hellroter Farbe. Nasenbluten. Augen blutunterlaufen. Krampfaderblutungen. Urin ist blutig.

Millefolium

Symptome Wunden bluten sehr stark, sogar wenn sie klein sind.
Charakter Verlangen nach Eis und kalten Getränken. Mitfühlend. Offen und leicht beeindruckbar.
Modalitäten Verschlimmerung: Liegen auf der linken Seite; Besserung: Kälte, kalte Anwendungen

Phosphorus

Bronchitis

Darunter versteht man eine Schleimhautentzündung im Bereich der Luftröhrenäste durch Erkältung, Infektion u. a.

Symptome Heftige Beschwerden. Hohes Fieber, geringes Schwitzen. Nur im Frühstadium. Husten ist heiser, trocken. Kurzatmigkeit.
Charakter Große Angst wegen Atemnot und Druck im Brustkorb.
Modalitäten Verschlimmerung: nachts; Besserung: im Freien

Aconitum

Symptome Starkes Schleimrasseln mit geringem Auswurf. Erstickende Kurzatmigkeit, oft begleitet von Übelkeit. Gähnen nach dem Husten. Zunge dick und weiß belegt, mit roten Rändern.
Charakter Schläfrig und benommen oder leicht verärgert.
Modalitäten Verschlimmerung: warmes Zimmer, Hitze, Husten; Besserung: Liegen auf der rechten Seite

Antimonium tartaricum

Symptome Plötzlich und heftig einsetzender Husten. Wundheitsgefühl in der Kehle. Engegefühl beim Schlucken. Kitzelnder, kurzer und trockener Husten. Luftröhre, Kehle und Rachen sind trocken.
Charakter Heftig, empfindlich gegen Berührung. Durstlos, trotz trockener Kehle. Keine Angst/Furcht (wie bei Aconitum).
Modalitäten Verschlimmerung: Berührung, Kälte am Kopf, Zugluft, Licht und Lärm; Besserung: warmes Zimmer

Belladonna

Bromum **Symptome** Trockener Krampfhusten. Kältegefühl beim Einatmen. Brennender Schmerz hinter dem Brustbein. Schleimrasseln im Kehlkopf. Sehr empfindlich gegenüber Staub. Heiserkeit.
Charakter Wahnidee, es sei jemand hinter dem Patienten.
Modalitäten Verschlimmerung: warmes, feuchtes Wetter; Besserung: Bewegung, am Meer

Bryonia **Symptome** Husten beim Betreten eines warmen Raums, nach dem Essen oder Trinken. Stechender Schmerz in der Brust beim Husten. Muss sich Kopf oder Brust halten. Richtet sich auf zur Erleichterung.
Charakter Sehr reizbar. Großer Durst nach kaltem Wasser.
Modalitäten Verschlimmerung: Bewegung, Wärme; Besserung: kalte Luft, Ruhe

Causticum **Symptome** Wundes Gefühl in der Brust beim Husten. Heiserkeit. Schleim kann durch Husten nicht richtig hochgebracht werden. Husten mit Schmerzen in der Hüfte.
Charakter Stark mitfühlend. Verlangen nach geräucherten Dingen.
Modalitäten Verschlimmerung: abends, Bettwärme; Besserung: kleine Schlucke kaltes Wasser

Dulcamara **Symptome** Husten durch feuchtkaltes Wetter oder plötzlichen Wechsel von warm zu kalt (Spätsommer). Sehr viel Schleim, dick und gelb.
Charakter Sehr anfällig für Erkältungen.
Modalitäten Verschlimmerung: kalte Nässe, kalte Luft; Besserung: Bewegung, Wärme

Hepar sulfuris **Symptome** Trockener, kruppartiger Husten durch kalten Wind. Husten durch Abkühlung einzelner Körperteile. Erstickender Husten. Splitterartiger Halsschmerz. Eitriger Auswurf.
Charakter Überempfindlich gegen Schmerz. Schnell verärgert. Unhöflich. Wild und heftig.
Modalitäten Verschlimmerung: Kälte; Besserung: feuchte Wärme

Ipecacuanha **Symptome** Trockener, krampfartiger Husten mit Würgen und Erstickungsgefühl. Schleimrasseln ohne Auswurf. Bluten aus der Lunge, mit Übelkeit. Husten mit jedem Atemzug.

Charakter Beschwerden sind begleitet von ständiger Übelkeit. Reichlicher Speichelfluss.
Modalitäten Verschlimmerung: Wärme

Symptome Reichlicher gelber oder weißer Auswurf, der klebrig und fadenziehend ist. Sehr zäher Auswurf.
Charakter Konservativ. Hängt sehr stark an seiner Familie.
Modalitäten Verschlimmerung: Kälte, beim Ausziehen, in Frühling und Herbst, nachts von zwei bis fünf Uhr

Kalium bichromicum

Symptome Kitzeln im Hals durch Einatmen von kalter Luft. Reichliche Schleimabsonderung, wässrig und schaumig. Berührung des Kehlkopfs löst Husten aus.
Charakter Extreme Empfindlichkeit gegen kalte Luft. Temperaturwechsel verschlimmert den Husten.
Modalitäten Verschlimmerung: kalte Luft, Wind; Besserung: Bedecken des Mundes

Rumex

Symptome Hohler, bellender Husten, der sich nach warmem Essen oder Trinken bessert. Kloßgefühl im Hals. Atemwege sehr trocken, deshalb ist kein Schleimrasseln zu hören.
Charakter Große Angst, bei einem Hustenanfall zu ersticken. Angst vor Herzkrankheiten.
Modalitäten Verschlimmerung: trockener, kalter Wind, Einatmen, vor Mitternacht; Besserung: Essen, Trinken

Spongia

Symptome Absteigende Erkältungen, anfangend mit Schnupfen, übergehend in Husten. Trockener, bellender Husten, vor allem abends und nachts. Atemwege trocken, schmerzhaft.
Charakter Starkes Bedürfnis zu reden. Gefühl, in der Luft zu schweben.
Modalitäten Verschlimmerung: Einatmen, plötzlicher Temperaturwechsel, nachts; Besserung: im Freien

Sticta

Durchfall

Akute Erkrankungen des Darms treten oft nach dem Verzehr verdorbener Speisen auf. Auch eine Vielzahl von Infektionen oder die Einwirkung von Kälte können zu Diarrhö führen.

Aloe **Symptome** Unwillkürlicher Stuhl, nachts im Bett. Stuhl bei Windabgang. Diarrhö nach dem Genuss von Bier, Austern, Säuren. Starker Schleimabgang, nachfolgend Schmerz im Mastdarm.
Charakter Unsicherheitsgefühl im Anus. Unzufrieden mit sich selbst.
Modalitäten Verschlimmerung: Hitze, Essen, Trinken; Besserung: kalte Waschungen

Antimonium crudum **Symptome** Durchfall abwechselnd mit Verstopfung, vor allem bei älteren Menschen. Diarrhö nach Säuren und saurem Wein. Dauernder Abgang von Schleim.
Charakter Verträgt es nicht, berührt oder angesehen zu werden. Extrem reizbar.
Modalitäten Verschlimmerung: Hitze, kaltes Baden; Besserung: im Freien, Ruhe

Arsenicum album **Symptome** Durchfall nach Eis, Obst, kalten Getränken. Brennender Schmerz in Rektum und Anus. Durchfall nach Lebensmittelvergiftung.
Charakter Furcht und Ruhelosigkeit. Kalter Angstschweiß. Peinlich genau in Kleinigkeiten.
Modalitäten Verschlimmerung: Kälte, nach Mitternacht; Besserung: Wärme, warme Anwendungen

Chamomilla **Symptome** Stuhl grasgrün, sauer, schleimig. Nach faulen Eiern riechend. Blähungskolik nach großem Ärger. Durchfall bei der kindlichen Zahnung.
Charakter Weinerlich. Unruhig und extrem reizbar. Überempfindlich gegenüber Schmerzen. Äußerst schnippisch. Ein Kind will umhergetragen werden.
Modalitäten Verschlimmerung: Hitze, nachts; Besserung: Umhertragen bei Kindern

China **Symptome** Bauch stark aufgebläht, ohne Erleichterung durch Windabgang. Diarrhö durch (unreifes) Obst. Stuhl gelb, schaumig, unverdaut. Durchfall jeden zweiten Tag.
Charakter Schwäche durch erschöpfende Ausscheidung. Reizbarkeit.
Modalitäten Verschlimmerung: leichteste Berührung, nach dem Essen; Besserung: Zusammenkrümmen

Symptome Durchfall durch Gemütserregung, bei Lampenfieber, nach Schreckerlebnis und schlechten Nachrichten.
Charakter Besorgnis. Stilles Wesen. Mangel an Willenskraft. Angst, die Kontrolle zu verlieren.
Modalitäten Verschlimmerung: Denken an die Beschwerden, feuchtes Wetter; Besserung: Bewegung, Stimulanzien

Gelsemium

Symptome Schneidende Bauchschmerzen in der Nabelgegend. Durchfall grasgrün und schaumig.
Charakter Beschwerden oft begleitet von Übelkeit.
Modalitäten Verschlimmerung: Abkühlung nach Hitze

Ipecacuanha

Symptome Diarrhö nach Abführmitteln. Durchfall nach Ausschweifung mit zu reichlichem Essen, Trinken und Rauchen. Unsicheres Gefühl im Darm. Diarrhö durch Zugluft.
Charakter Ungeduldig, streitsüchtig, überempfindlich.
Modalitäten Verschlimmerung: morgens gegen vier Uhr, beim Aufstehen, Kälte, Zugluft; Besserung: nach kurzem Schlaf

Nux vomica

Symptome Diarrhö in der Schwangerschaft. Durchfall nach der geringsten Essensumstellung. Nicht aufhörender Durchfall, als ob der Anus offen steht. Schmerzloser Durchfall, den Patienten schwächend.
Charakter Mitfühlend. Angst um die Gesundheit. Großer Durst nach kalten Getränken. Verlangen nach Eis.
Modalitäten Verschlimmerung: warme Speisen, Liegen auf der linken Seite; Besserung: kalte Nahrung, kalte Anwendungen

Phosphorus

Symptome Durchfall nach Gebäck, reichhaltigen und fetten Speisen, Obst. Diarrhö durch Aufenthalt in einem warmen Zimmer.
Charakter Stets wechselnde Symptome. Bedürfnis nach frischer Luft.
Modalitäten Verschlimmerung: Hitze, nach dem Essen; Besserung: im Freien, Bewegung

Pulsatilla

Symptome Durchfall treibt den Patienten jeden Morgen aus dem Bett. Rötung und Jucken des Anus. Diarrhö nach Bier.
Charakter Unordentlich. Ichbezogen. Theoretisiert gern.
Modalitäten Verschlimmerung: Bettwärme, Stehen, Baden

Sulfur

Erkältung

Grippeähnliche Erkrankungen sind homöopathisch oft schwer in den Griff zu bekommen, da mehrere Beschwerden wie Husten, Schnupfen, Kopf- und Halsschmerzen, Fieber und Gliederschmerzen gleichzeitig auftreten können. Deshalb sollte man bei der Mittelwahl auch die Rubriken »Angina« und »Fieber« verwenden.

Aconitum
Symptome Angezeigt im Frühstadium, vor allem, wenn plötzliche und deutliche Abkühlung, kalte Zugluft oder kalter, trockener Wind die Auslöser sind.
Charakter Beschwerden sind heftig und treten sehr plötzlich auf. Der Patient ist ruhelos, ängstlich.
Modalitäten Verschlimmerung: nachts, Kälte; Besserung: Ruhe, warmer Schweiß

Allium cepa
Symptome Scharfe, wässrige Absonderungen aus der Nase. Tränenfluss ist mild. Erkältung bei feuchtem, kaltem Wetter. Hackender Husten beim Einatmen kalter Luft.
Charakter Dumpfheit des Geistes. Erkältungen steigen nach unten.
Modalitäten Verschlimmerung: warmes Zimmer, warme Anwendungen, abends; Besserung: im Freien

Belladonna
Symptome Plötzlich auftretende Beschwerden mit Hitze, Pulsieren der Adern und hochrotem Gesicht. Pupillen erweitert und glänzend. Durstlos im Fieber.
Charakter Überempfindlich gegen Berührung, Geräusche und Licht. Heftige Gemütssymptome, Halluzinationen.
Modalitäten Verschlimmerung: Zugluft, Licht, Lärm, Erschütterung; Besserung: halb aufrechte Haltung, warmes Zimmer, Dunkelheit

Dulcamara
Symptome Beschwerden durch feuchtkaltes Wetter, besonders im Spätsommer. Erkältung durch Übergang von warm nach kalt. Erkältungen gehen auf die Augen. Starke Schleimbildung, dick und gelb.
Charakter Oft angezeigt bei Menschen, die z. B. im Kühlhaus oder in klimatisierten Räumen arbeiten.
Modalitäten Verschlimmerung: Kälte, nach Abkühlung; Besserung: Bewegung, äußere Wärme

Erkältungen natürlich bekämpfen

● Zur Vorbeugung regelmäßig in die Sauna gehen – das trainiert den Kreislauf und stärkt die Abwehrkräfte.

● Mindestens dreimal täglich mit einem Aufguss aus Kamillenblüten inhalieren.

● Feuchtigkeit von innen und von außen verbessert die Durchblutung und verflüssigt den Schleim. Daher sollte man mindestens zweieinhalb Liter täglich trinken (Mineralwasser und Kräutertees) und die Raumluft mit Wasserverdunstern anfeuchten.

● Heiße Fußbäder (38 bis 40 °C) wirken entspannend, wärmen wohltuend bei Fröstelgefühl und helfen, die Atemwege zu befreien und zu beruhigen.

Eupatorium perfoliatum

Symptome Grippe mit starken Knochen-, Muskel- und Rückenschmerzen. Frösteln beginnt im Kreuz. Sehr durstig, mit Verlangen nach Eis.
Charakter Nach Einnahme dieses Mittels sehr rasche Linderung der Knochen- und Gliederschmerzen.
Modalitäten Verschlimmerung: kalte Luft; Besserung: Schwitzen, Knie-Brust-Lage beim Husten

Euphrasia

Symptome Kopfschmerzen und starker Fließschnupfen. Tränenfluss ist brennend, scharf. Lidränder rot und geschwollen. Ständiges Blinzeln. Schnupfen reichlich, aber mild (umgekehrt bei Allium cepa).
Charakter Vor allem bei Erkältungen, die von einer Bindehautentzündung begleitet sind.
Modalitäten Verschlimmerung: Sonnenlicht, Wind, abends; Besserung: im Freien

Gelsemium

Symptome Mattigkeit, Schwindel, Benommenheit, Schläfrigkeit. Gesicht bei Fieber dunkelrot. Durstlos. Kopfschmerz und Doppeltsehen.
Charakter Mangel an Willenskraft. Möchte still sein und absolut nicht gestört werden.
Modalitäten Verschlimmerung: feuchtes Wetter; Besserung: reichliches Urinieren, Schwitzen, Stimulanzien

Kalium bichromicum

Symptome Hauptmittel bei Nebenhöhlenentzündung. Starker Druck an der Nasenwurzel. Absonderungen aus der Nase gelb und fadenziehend. Fieberlos.

Charakter Lebt nach festen Regeln. Konservativ. Verlangen nach Bier, das dem Patienten nicht bekommt.

Modalitäten Verschlimmerung: Kälte, nachts von zwei bis fünf Uhr; Besserung: Hitze, Bewegung

Nux vomica

Symptome Erkältungen nach Ausschweifung und Übermüdung. Erkältungen gehen auf die Brust. Nase nachts verstopft. Fieber mit Blaufärbung der Fingernägel.

Charakter Streitsüchtig. Reizbar. Sehr empfindlich gegenüber Geräuschen, Gerüchen, Licht.

Modalitäten Verschlimmerung: Kälte, früher Morgen; Besserung: ungehindert fließende Absonderungen, Ruhe, Wärme

Rhus toxicodendron

Symptome Erkältungen durch Nasswerden oder nach längerem Sitzen oder Schlafen auf kaltem, feuchtem Boden. Rotes Dreieck auf der Zungenspitze. Erkältungen mit rheumatischen Beschwerden.

Charakter Starke Ruhelosigkeit. Möchte ständig die Lage wechseln. Nächtliche Angst.

Modalitäten Verschlimmerung: in der Ruhe, Nässe, Kälte, nachts; Besserung: Bewegung, Wärme, Strecken der Glieder

Fieber

Fieber ist keine Krankheit, sondern eine Begleiterscheinung des Heilungsprozesses. Zur Mittelfindung ist es deshalb wichtig, auch die übrigen Krankheitssymptome zu berücksichtigen. Einige ausgeprägte Fieberformen können jedoch auf das richtige Mittel hinweisen.

Aconitum

Symptome Intensive Hitze, abwechselnd mit Kältewellen durch den ganzen Körper. Fieber mit Durst und Unruhe. Trockene Hitze, vor allem nachts. Eine Wange rot, die andere blass.

Charakter Angst, Unruhe. Patient sagt seinen Tod voraus. Meist angezeigt im ersten Krankheitsstadium. Verlangen, sich zu entblößen.

Modalitäten Verschlimmerung: nachts; Besserung: wenn das Schwitzen einsetzt

Symptome Brennende, glühende Hitze. Ausschlagsfieber. Nachmittags Frösteln mit Durst.
Charakter Bei Erkrankungen, die mit Schwellung und Gedunsensein einhergehen.
Modalitäten Verschlimmerung: Berührung, Hitze und Wärme in jeder Form; Besserung: im Freien, sich abdecken, kalte Anwendungen

Apis

Symptome Äußerliche glühende Hitze, ohne Frost. Unstillbarer Durst, aber der Patient trinkt nur in kleinen Schlucken. Trockene Hitze.
Charakter Äußerste Ruhelosigkeit. Todesangst. Verlangen nach Gesellschaft aus Angst. Erschöpfung.
Modalitäten Verschlimmerung: nach Mitternacht

Arsenicum album

Symptome Fieber bei Blutvergiftung. Der ganze Körper ist sehr schmerzhaft. Eitrige Erscheinungen. Schüttelfrost.
Charakter Patient hat ein dunkelrotes Gesicht. Berauschtes Aussehen.
Modalitäten Verschlimmerung: vormittags

Baptisia

Symptome Sehr starke, abstrahlende Hitze. Heißer, roter Kopf. Dampfende Hitze. Durstlos. Erweiterte, glänzende Pupillen. Körper sehr heiß, mit kalten Füßen. Pulsierende Schlagadern.
Charakter Sehr empfindlich gegenüber Berührung, Licht, Erschütterung. Heftige Gemütsbewegungen. Halluzinationen.
Modalitäten Verschlimmerung: Zugluft, Kaltwerden des Kopfs; Besserung: halb aufrechte Lage

Belladonna

Symptome Fieber bei Harnwegsinfektionen. Brennender Schmerz und unerträglicher Harndrang. Durstig, aber Abneigung gegen Getränke. Hände und Füße kalt.
Charakter Heftige Gemütssymptome, manisch. Übermäßiges sexuelles Verlangen.
Modalitäten Verschlimmerung: Urinieren, Geräusch von Wasser, glänzende Gegenstände; Besserung: Reiben

Cantharis

Symptome Fieber mit starkem Zittern. Hitze, vor allem auf der Körperrückseite. Eine Wange rot, die andere blass. Fieber nach Wutanfall. Fieber in der kindlichen Zahnungsperiode.

Chamomilla

Charakter Äußerst reizbar. Weinerlich, jammernd. Kinder wollen getragen werden. Überempfindlich gegenüber Schmerz.
Modalitäten Verschlimmerung: Hitze, nachts; Besserung: Umhergetragenwerden bei Kindern, Schwitzen

Ferrum phosphoricum

Symptome Fieber im ersten Stadium aller katarrhalischen und entzündlichen Beschwerden. Fieber nach Sonnenhitze oder Verletzungen.
Charakter Typisch ist das Fehlen von eindeutigen Symptomen.
Modalitäten Verschlimmerung: nachts, von etwa vier bis sechs Uhr, Berührung, Bewegung; Besserung: kalte Anwendungen

Gelsemium

Symptome Lang anhaltende, intensive Hitze mit Schaudern. Starkes Zittern, Patient muss festgehalten werden.
Charakter Möchte in Ruhe gelassen werden. Lustlos und sehr müde.
Modalitäten Verschlimmerung: feuchtes Wetter; Besserung: reichliches Urinieren, Schwitzen

Mercurius

Symptome Hitze mit reichlichem Schwitzen, das keine Erleichterung bringt. Gelber Schweiß. Frösteln breitet sich nach oben aus.
Charakter Äußerst empfindlich gegen Hitze und Kälte. Starker Speichelfluss und übler Mundgeruch.
Modalitäten Verschlimmerung: abends, nachts

Nux vomica

Symptome Fieber mit Blaufärbung der Fingernägel. Schüttelfrost. Frösteln bei Bewegung. Frösteln beim Aufdecken. Der Patient möchte nicht bedeckt sein.
Charakter Sehr reizbar. Empfindlich gegenüber Gerüchen, Geräuschen, Licht. Verlangen nach Stimulanzien.
Modalitäten Verschlimmerung: morgens; Besserung: abends

Phosphorus

Symptome Brennende, glühende Hitze mit unlöschbarem Durst nach kalten Getränken. Der Patient trinkt in großen Schlucken. Fieber breitet sich nach oben aus.
Charakter Angst um die Gesundheit, vor dem Alleinsein. Sehr empfindlich gegenüber äußeren Eindrücken.
Modalitäten Verschlimmerung: Liegen auf der linken Seite, warme Speisen; Besserung: kalte Anwendungen, kalte Getränke

Symptome Bewegung verursacht Frösteln. Brennende Hitze in den Venen. Die linke Körperseite ist heiß, die rechte kalt. Neigung zum Fieberdelirium. **Rhus toxicodendron**
Charakter Nässe und feuchte Kälte sind meist Auslöser der Beschwerden. Patient ist sehr unruhig, wechselt ständig die Lage.
Modalitäten Verschlimmerung: Ruhe, nach Mitternacht, Kälte; Besserung: Hitze, warme Anwendungen

Fußschweiß

Dieses störende Phänomen ist oft auf die Fußbekleidung zurückzuführen. Es gibt jedoch auch Menschen, bei denen Fußschweiß genetisch bedingt ist.

Symptome Übel riechender, beißender Fußschweiß. Die Haut schält sich von den Zehen ab. Der Schweiß zerstört die Schuhe. Füße kalt. Halsbeschwerden nach unterdrücktem Fußschweiß. **Barium carbonicum**
Charakter Verzögerte Entwicklung. Angst vor Fremden. Unentschlossen. Langsames Begriffsvermögen.
Modalitäten Verschlimmerung: Kälte; Besserung: Wärme

Symptome Schweiß macht die Fußsohlen wund. Die Zehennägel sind dick, verkrüppelt, brüchig. **Graphites**
Charakter Erwartet immer Schwierigkeiten. Unentschlossen. Fettleibigkeit. Große Aufregung über Kleinigkeiten.
Modalitäten Verschlimmerung: Kälte; Besserung: Weinen

Symptome Fußsohlen äußerst kitzlig. **Kalium carbonicum**
Charakter Der Verstand beherrscht die Gefühle. Starkes Pflichtbewusstsein.
Modalitäten Verschlimmerung: Berührung, Kälte; Besserung: Wärme

Symptome Reichlicher, kalter Schweiß. Füße geschwollen. Ein Fuß kalt, der andere warm. Patient streckt immer nur einen Fuß aus dem Bett. **Lycopodium**
Charakter Hochmütig und diktatorisch, durch Mangel an Selbstvertrauen. Meidet Verantwortung.
Modalitäten Verschlimmerung: Wärme, drückende Kleidung; Besserung: Bewegung, warmes Essen

Pulsatilla **Symptome** Brennende Hitze in den Füßen, aber kalter Schweiß. Der Patient entblößt die Füße. Schweiß zwischen den Zehen.
Charakter Herzlich, liebevoll, wechselhaft, nachgiebig. Braucht Aufmerksamkeit und Trost.
Modalitäten Verschlimmerung: Wärme, warmes Zimmer, Bettwärme; Besserung: im Freien, Kälte, kalte Anwendungen

Silicea **Symptome** Eiskalte, übel riechende Schweißfüße. Der Schweiß ist wundfressend. Eingewachsene Zehennägel. Füße nachts heiß, der Patient streckt sie aus dem Bett.
Charakter Schüchtern, milde. Mangel an Selbstvertrauen, aber eigensinnig. Peinlich genau in Kleinigkeiten.
Modalitäten Verschlimmerung: Kälte; Besserung: Wärme

Thuja **Symptome** Schweiß sieht ölig aus. Eingewachsene Zehennägel. Schmerzhafte Fußsohlen.
Charakter Verschlossen. Gefühl, nicht liebenswert zu sein. Geringes Selbstwertgefühl. Neigung zu Hautwucherungen, Warzen.
Modalitäten Verschlimmerung: feuchte Kälte; Besserung: Wärme

Gallenkolik

Plötzlich einsetzende, krampfartige Schmerzen im rechten Oberbauch (Lebergegend), werden häufig durch Gallensteine verursacht.

Belladonna **Symptome** Gesicht ist rot und heiß. Vorwärtsbeugen lindert den Schmerz. Der Bauch ist äußerst empfindlich gegenüber Berührung.
Charakter Heftige Gemütssymptome.
Modalitäten Verschlimmerung: Berührung; Besserung: Vorwärtskrümmen des Körpers

Berberis **Symptome** Zum Magen hin ausstrahlende Schmerzen. Druck verschlimmert diese.
Charakter Korpulente Personen. Schmutzig graue Gesichtsfarbe.
Modalitäten Verschlimmerung: Druck, Bewegung

China **Symptome** Gallenkolik, jeden Tag zur gleichen Zeit. Zusammenkrümmen lindert den Schmerz.

Charakter Übermäßig aufgeblähter Bauch. Aufstoßen oder Windabgang erleichtern nicht.
Modalitäten Besserung: Zusammenkrümmen, harter Druck

Symptome Sehr heftige Schmerzen. Patient dreht und krümmt sich vor Schmerz. Fester Druck lindert. Kolik nach Wut. Schmerzen gefolgt von Gefühllosigkeit.
Charakter Heftige Gemütssymptome bei den Schmerzen. Zornig. Patient schreit und wirft mit Gegenständen.
Modalitäten Besserung: Zusammenkrümmen, harter Druck

Colocynthis

Symptome Gallenkolik nach üppiger Lebensweise, mit zu viel Essen, Alkohol und Kaffee. Schmerzen durch Abkühlung, durch Aufdecken.
Charakter Workaholic. Verlangen nach Stimulanzien. Reizbar, streitsüchtig, ehrgeizig.
Modalitäten Verschlimmerung: Kälte, Kleiderdruck

Nux vomica

Gehirnerschütterung

Die Folgen einer heftigen Kopfprellung sollten immer vom Arzt abgeklärt werden. Die nachfolgenden homöopathischen Mittel haben sich bei der Behandlung bewährt.

Symptome Das erste Mittel nach traumatischen Verletzungen. Der Kopf ist heiß, bei kaltem Körper. Schwindel mit scharfen, stechenden Schmerzen im Gehirn.
Charakter Angst vor Berührung. Sehr empfindlich gegenüber Schmerz. Patient sagt, dass ihm nichts fehle.
Modalitäten Verschlimmerung: Berührung, Annäherung; Besserung: Liegen, Kopftieflage

Arnica montana

Symptome Konvulsionen (Krämpfe, epileptisch) nach Gehirnerschütterung. Kopf nach hinten oder zur Seite gezogen.
Charakter Delirium. Kindisches Benehmen. Epilepsie.
Modalitäten Verschlimmerung: Berührung

Cicuta

Symptome Gefühl, als ob eine eiskalte Hand den Kopf berührt und als ob der Kopf bis zu einer Spitze hin verlängert ist.

Hypericum

Charakter Ein gutes Mittel für Nervenverletzungen aller Art.
Modalitäten Verschlimmerung: im geschlossenen Zimmer, Kälte

Gerstenkorn

Das Gerstenkorn ist eine entzündete Talgdrüse des Augenlids.

Graphites **Symptome** Wiederkehrende Gerstenkörner. Haut der Lider und Augenwinkel rissig, aufgesprungen. Augenschleim an den Lidern.
Charakter Neigung zu Fettleibigkeit und Verhärtung der Haut. Erwartet immer Schwierigkeiten. Unentschlossenheit.
Modalitäten Verschlimmerung: Licht, Kälte; Besserung: im Freien, Dunkelheit

Lycopodium **Symptome** Die Gerstenkörner bilden sich meist nahe dem inneren Augenwinkel.
Charakter Hochmütig, diktatorisch durch Mangel an Selbstvertrauen.
Modalitäten Verschlimmerung: Wärme; Besserung: warme Speisen und Getränke

Pulsatilla **Symptome** Gerstenkörner meist am Oberlid. Lider oft entzündet und verklebt. Morgens eitrige, schleimige Absonderungen in den Augenwinkeln.
Charakter Liebevoll, mild, herzlich. Weint leicht. Patient sucht die frische Luft.
Modalitäten Verschlimmerung: Wärme; Besserung: im Freien, Kälte

Sepia **Symptome** Die Gerstenkörner hinterlassen verhärtete Stellen an den Augenlidern.
Charakter Müde, erschöpft, besonders in der Mutterschaft. Gleichgültig gegenüber der Familie. Weint leicht.
Modalitäten Verschlimmerung: Kälte; Besserung: Bewegung, Tanzen

Silicea **Symptome** Wiederkehrende Gerstenkörner. Abneigung gegen helles Licht. Eiterungsneigung.
Charakter Schüchtern, zart. Eigensinnig. Sehr genau in Kleinigkeiten.
Modalitäten Verschlimmerung: Zugluft, Wind, helles Licht; Besserung: Wärme, warme Anwendungen

Symptome Oft wiederkehrende Gerstenkörner. Hinterlassen harte Stellen an den Lidern. Brille beschlägt durch Hitze in den Augäpfeln.
Charakter Sehr empfindlich gegen Kritik. Unterdrückung der Gefühle führt zu heftigen Wutausbrüchen.
Modalitäten Verschlimmerung: Kummer, Kränkung

Staphisagria

Symptome Oft wiederkehrende Gerstenkörner. Lidränder brennen und jucken, sind rot.
Charakter Unordentlich, faul. Ichbezogen. Phantasievoll. Muss im Mittelpunkt stehen.
Modalitäten Verschlimmerung: Waschen, Bettwärme; Besserung: trockenes, warmes Wetter

Sulfur

Gicht

Diese Form der Arthritis entsteht durch die Ablagerung von Harnsäurekristallen in den Gelenken. Beim akuten Gichtanfall ist meist das Großzehengrundgelenk schmerzhaft betroffen.

Symptome Die große Zehe ist schmerzhaft und geschwollen.
Charakter Abneigung gegen Waschen. Unreinlichkeit. Müde, fettleibige Menschen.
Modalitäten Verschlimmerung: Kälte, stürmisches Wetter

Ammonium carbonicum

Symptome Gicht mit Rheumatismus.
Charakter Patient hat große Angst davor, dass man sich ihm nähert oder ihn berührt.
Modalitäten Verschlimmerung: geringste Berührung

Arnica montana

Symptome Ablagerungen vor allem in den Hand- und Fingergelenken. Gelenke knacken bei Bewegung. Schmerz in der Achillessehne.
Charakter Sehr übler Uringeruch. Vor sich hin brütende, alte Männer. Mittel ist manchmal angesagt, wenn Colchicum nicht hilft.

Benzoicum acidum

Symptome Gelenkschwellung wandert von einer Stelle zur anderen. Gicht in der großen Zehe oder Ferse, sehr schmerzhaft.
Charakter Gicht in Verbindung mit Leberleiden. Patient ist äußerst empfindlich gegenüber Berührung.

Colchicum

Modalitäten Verschlimmerung: Bewegung, kaltes, feuchtes Wetter, starke Gerüche; Besserung: Wärme

Ledum **Symptome** Schmerzhafte Gichtknoten, die bei Bewegung zwicken und knacken. Schmerzen schießen durch den ganzen Fuß. Gicht in den Hand- und Fingergelenken. Knoten in der Haut über den Gelenken.
Charakter Unzufrieden. Mag seine Mitmenschen nicht. Durch Alkohol zusammengebrochene Menschen. Einzelgänger.
Modalitäten Verschlimmerung: Wärme, Bettwärme; Besserung: Kälte, kalte Anwendungen

Lithium carbonicum **Symptome** Gichtknoten in den Finger- und Zehengelenken. Jucken um die Gelenke herum. Rheumatische Steifheit im ganzen Körper.
Charakter Der ganze Körper schmerzt.
Modalitäten Verschlimmerung: morgens; Besserung: Bewegung

Urtica urens **Symptome** Schmerz bei akuter Gicht im Deltamuskel (Schulter/Oberarm). Rheumatismus in Verbindung mit Nesselausschlag.
Charakter Symptome wiederholen sich jedes Jahr zur gleichen Zeit.
Modalitäten Verschlimmerung: kalte, feuchte Luft, Schnee

Hämorrhoidalleiden
Zu Hämorrhoidalbeschwerden kommt es durch krampfaderähnliche, meist entzündete knotenförmige Erweiterungen der Gefäße im unteren Mastdarm und am After.

Aesculus **Symptome** Hämorrhoiden mit Schmerzen oder Kälteschaudern, die den Rücken hinaufschießen. Knoten sind groß, bläulich, wenig blutend. Starker Schmerz nach dem Stuhlgang.
Charakter Häufiges Phänomen im Klimakterium. Funktion von Herz und Verdauung träge und verlangsamt.
Modalitäten Verschlimmerung: Gehen, Bücken

Aloe **Symptome** Hämorrhoiden bei erschlafftem Anus. Brennen im Anus, das sich bessert durch kaltes Waschen.
Charakter Unsicheres Gefühl im Rektum. Müde. Biertrinker.
Modalitäten Besserung: kaltes Waschen

Symptome Blutende Hämorrhoiden, die sich während der Menses verschlimmern. Schmerzen sind stärker im Stehen.
Charakter Müde, korpulente Frauen mit geringer Lebenskraft. Abneigung gegen Wasser und Waschen.
Modalitäten Verschlimmerung: Kälte, während der Menses

Ammonium carbonicum

Symptome Blutende, schmerzende Hämorrhoiden. Große Schwäche.
Charakter Wirkung hauptsächlich auf die Aderwände.
Modalitäten Verschlimmerung: Druck, Bewegung; Besserung: Ruhe

Hamamelis

Symptome Juckende und schmerzhafte Hämorrhoiden. Verstopfung mit häufigem, erfolglosem Stuhldrang.
Charakter Patient ist reizbar, ehrgeizig, empfindlich.
Modalitäten Verschlimmerung: Kälte, morgens; Besserung: abends, Wärme, warme Anwendungen

Nux vomica

Symptome Schmerzhafte Hämorrhoiden bei geschwächten Personen. Die Knoten nässen, bluten leicht und fallen vor. Schon die geringste Berührung des Körpers ist qualvoll.
Charakter Der Patient liegt im Bett und zieht vor Schmerzen die Gesäßbacken auseinander.

Paeonia officinalis

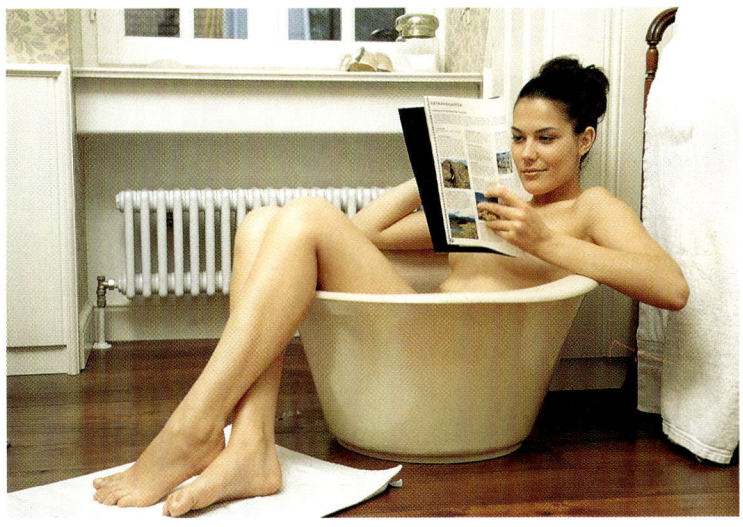

Auch Sitzbäder sind eine Wohltat bei Hämorrhoidalleiden. Dafür sollte die Wassertemperatur 37 °C betragen. Baden Sie etwa 15 Minuten lang, trocknen Sie sich ab, und legen Sie sich im Anschluss für mindestens 30 Minuten in Ihr Bett.

Pulsatilla Symptome Äußere und innere schmerzhafte Hämorrhoiden, mit Jucken und Stechen im After. Schmerz verschlimmert sich im Liegen und durch Bettwärme.
Charakter Milde, nachgiebig, weint leicht. Starkes Bedürfnis nach frischer Luft.
Modalitäten Verschlimmerung: Liegen, Bettwärme, warmes Zimmer; Besserung: Kälte, frische Luft

Sulfur Symptome Nässende Hamorrhoiden. Juckender Anus. Hämorrhoiden durch Blutandrang im Bauch.
Charakter Starker Durchfall treibt Patienten morgens aus dem Bett.
Modalitäten Verschlimmerung: Bettwärme, Baden; Besserung: trockene Wärme, im Freien

Heiserkeit

Ein raues Gefühl im Kehlkopfbereich tritt oft als Begleiterscheinung bei Bronchitis auf. Überanstrengung führt manchmal auch zur Kehlkopfentzündung. Die nachfolgenden homöopathischen Mittel können in solchen Fällen angezeigt sein.

Argentum metallicum Symptome Heiserkeit bei Sängern und Rednern. Völliger Verlust der Stimme. Die Klangfarbe der Stimme ist sehr veränderlich. Lachen verursacht Husten. Grauer Auswurf, gallertartig.
Charakter Ängstlich besorgt um seine Gesundheit. Eilig, nervös, aber reserviert in seiner Haltung.
Modalitäten Verschlimmerung: Berührung des Kehlkopfs; Besserung: im Freien, im Liegen

Argentum nitricum Symptome Chronische Kehlkopfentzündung bei Sängern. Husten durch Singen hoher Töne. Splittergefühl im Hals.
Charakter Nervös, impulsiv, ängstlich. Starkes Verlangen nach Zucker.
Modalitäten Verschlimmerung: Liegen auf der rechten Seite; Besserung: Kälte, kalte Anwendungen

Arum triphyllum Symptome Völliger Stimmverlust durch kalten Wind. Sehr veränderliche, unkontrollierte Stimme. Chronische Heiserkeit bei Sängern oder Rednern. Dauerndes Räuspern.

Charakter Brennen und Schärfe, innerlich und äußerlich, sind charakteristisch bei diesem Mittel.
Modalitäten Verschlimmerung: kalter Wind

Symptome Chronische Heiserkeit bei Rauchern und Trinkern.
Charakter Furcht vor dem geringsten Luftzug. Lebt in der Vergangenheit. Träge Menschen.
Modalitäten Verschlimmerung: kalte Luft; Besserung: Essen, Hitze

Capsicum

Symptome Heiserkeit nach Überanstrengung der Stimme. Völliger Stimmverlust. Kehlkopf sehr schmerzhaft.
Charakter Mitfühlend. Verträgt keine Ungerechtigkeit. Idealistisch.
Modalitäten Verschlimmerung: abends, trockene, kalte Luft; Besserung: kalte Getränke

Causticum

Symptome Heiserkeit durch Überanstrengung der Stimme oder durch Nasswerden. Durch Sprechen kommt die Stimme nach einer Weile wieder zurück.
Charakter Innere Ruhelosigkeit. Muss ständig die Lage wechseln. Verlangen nach Milch.
Modalitäten Verschlimmerung: Nässe, Kälte, Zugluft, wenn verschwitzt oder erhitzt; Besserung: warme Getränke, Bewegung, Hitze

Rhus toxicodendron

Hexenschuss
Dabei handelt es sich um einen plötzlich auftretenden Schmerz im Bereich der Lendenwirbelsäule.

Symptome Heftiger Schmerz in der Lenden- und Steißbeinregion. Gefühl, als ob ein schweres Gewicht das Steißbein hinunterzieht. Bewegung führt zu Würgen und kaltem Schweißausbruch.
Charakter Leicht verärgert. Will allein gelassen werden. Niedergeschlagenheit.
Modalitäten Verschlimmerung: Wärme, Liegen, nachts; Besserung: aufrechtes Sitzen, kalte Luft

Antimonium tartaricum

Symptome Stechender Schmerz, weit ausstrahlend über die Hüften in die hinteren Oberschenkel oder den Rücken hinauf.

Berberis

Charakter Ausstrahlende Schmerzen sind typisch. Der Patient hat oft eine schmutzig graue Gesichtsfarbe. Häufig korpulente Personen mit wenig Ausdauer.

Modalitäten Verschlimmerung: Bewegung, Stehen

Calcium fluoratum

Symptome Oft wiederkehrende Hexenschüsse. Beginnende Bewegung schmerzt, fortgesetzte Bewegung bessert.

Charakter Oft angezeigt, wenn Rhus toxicodendron nicht hilft. Hat die gleichen Modalitäten.

Modalitäten Verschlimmerung: beginnende Bewegung, Kälte, Feuchtigkeit; Besserung: fortgesetzte Bewegung, Wärme

Kalium carbonicum

Symptome Die heftigen Schmerzen erstrecken sich bis in die Gesäßmuskeln und Oberschenkel oder ziehen den Rücken hinauf. Schwächegefühl im Kreuz.

Charakter Patienten mit starkem Pflichtbewusstsein. Die oberen Augenlider sind oft geschwollen.

Modalitäten Verschlimmerung: Kälte; Besserung: Wärme, Liegen auf etwas Hartem

Nux vomica

Symptome Hexenschuss nach Übermüdung durch einen ausschweifenden Lebensstil. Patient muss sich im Bett aufsetzen, um sich umdrehen zu können.

Charakter Anspruchsvoll, ehrgeizig, extrem reizbar. Sehr empfindlich gegenüber Geräuschen, Gerüchen und Licht. Starkes Verlangen nach Stimulanzien.

Modalitäten Verschlimmerung: Luftzug, Kälte; Besserung: warme Anwendungen

Rhus toxicodendron

Symptome Hexenschuss durch Einwirkung feuchter Kälte. Schmerzen und Steifheit im Kreuz. Fortgesetzte Bewegung und Liegen auf harter Unterlage bessern.

Charakter Innerliche und äußerliche Ruhelosigkeit kennzeichnen dieses Mittel. Der Patient möchte dauernd die Lage wechseln.

Modalitäten Verschlimmerung: Nässe, Kälte, Beginn der Bewegung; Besserung: fortgesetzte Bewegung, Wärme, Liegen auf harter Unterlage, Liegen auf dem Rücken

Hühneraugen

Diese Wucherungen der Hornhaut entstehen meist durch drückendes Schuhwerk. Die Knoten können sehr schmerzhaft sein.

Antimonium crudum

Symptome Starke Neigung zu Schwielenbildung. Füße äußerst empfindlich. Gehen ist sehr schmerzhaft. Große hornige Stellen, die sich entzünden.
Charakter Sehr reizbar. Patient möchte nicht angesehen oder berührt werden. Bei Mondschein wird er sentimental.
Modalitäten Verschlimmerung: Kälte, kaltes Wasser und kalt waschen; Besserung: feuchte Wärme, warmes Baden

Lycopodium

Symptome Schmerzhafte Schwielen an den Fußsohlen. Schmerz in der Ferse beim Auftreten. Viel wundmachender Fußschweiß. Rechter Fuß heiß, linker kalt.
Charakter Diktatorisch zu Hause, unter Fremden kooperativ. Mangel an Selbstvertrauen.
Modalitäten Verschlimmerung: Druck der Kleidung, Wärme, warmes Zimmer, von etwa 16 bis 20 Uhr; Besserung: warme Speisen und Getränke, Bewegung

Sepia

Symptome Brennend heiße Hühneraugen bei sonst kalten Füßen. Ruhelosigkeit in den Gliedern.
Charakter Gleichgültig der eigenen Familie gegenüber. Reizbar. Weint sehr schnell.
Modalitäten Verschlimmerung: Kälte; Besserung: heftige Bewegung, Tanzen, Wärme

Silicea

Symptome Eiskalte Füße mit übel riechendem Fußschweiß. Wundes Gefühl in den Hühneraugen. Eiterungsneigung.
Charakter Milde, zart und schüchtern. Peinlich genau in Kleinigkeiten. Eigensinnig.
Modalitäten Verschlimmerung: Kälte, Zugluft, Milch; Besserung: Wärme, warme Anwendungen

Sulfur

Symptome Stechender Schmerz in den Hühneraugen, wie von Nadeln. Die Fußsohlen brennen nachts und werden aus dem Bett gestreckt.

Charakter Ideenreich, phantasievoll, bequem, unordentlich. Muss im Mittelpunkt stehen.

Modalitäten Verschlimmerung: warme Räume, nachts im Bett, Baden; Besserung: trockene Wärme, im Freien

Insektenstiche

Mückenstiche sind in der Regel harmlos, wenn auch äußerst lästig. Schlimm können die Stiche von Bienen, Wespen oder Hornissen werden; sie führen zu deutlichen Schwellungen mit Spannungs- und Schmerzgefühl rund um die Einstichstelle. In vielen Fällen kommt es auch zu einer allergischen Reaktion; dann muss man sofort zum Arzt!

Apis **Symptome** Die Schwellung nach dem Stich ist empfindlich, schmerzhaft und heiß. Auch die Haut rundherum ist heiß und rot. Nach Bienen- oder Wespenstichen.

Charakter Ödembildung, auch an Körperstellen, die nicht gestochen wurden, z. B. rund um die Augen.

Modalitäten Verschlimmerung: Berührung, warme Anwendungen, Hitze; Besserung: kalte Anwendungen

Erste Hilfe bei Insektenstichen

- Achtung: Insekten werden besonders durch die Farbe Gelb, Sonnencremes, Parfüms, Schweiß, Süßspeisen und süße Getränke sowie Abfallkörbe angelockt. Bienen, Wespen und Hornissen fühlen sich durch Hektik und herumfuchtelnde Hände angegriffen und stechen dann eher.
- Stachel sehr vorsichtig mit dem Fingernagel seitlich aus der Einstichstelle entfernen.
- Den Stich mindestens 20 Minuten lang mit Eiswürfeln oder kaltem Wasser kühlen.
- Den Stich mit einer frisch halbierten Zwiebel abreiben, ätherisches Nelkenöl auftragen oder eine zerbröselte Aspirintablette mit Speichel vermischen und auf den Stich geben. Eine weitere Möglichkeit ist das Auflegen von frisch zerquetschten Spitzwegerichblättern.

Symptome Insektenstiche, besonders von Mücken. Die juckenden Hautstellen sind meist kälter als das umgebende Gewebe.
Charakter Kälte der betroffenen Stellen, die sich bei kalten Anwendungen bessert.
Modalitäten Verschlimmerung: Kratzen, Bettwärme; Besserung: Kälte und kalte Anwendungen

Ledum

Symptome Die Schwellung breitet sich weit um die Stelle des Stichs aus. Allergische Reaktion, Nesselsucht nach Insektenstich.
Charakter Stechende und brennende Schmerzen.
Modalitäten Verschlimmerung: Kälte, Berührung; Besserung: Reiben

Urtica urens

Symptome Stark juckende Insektenstiche (von Wespen, Hornissen), die sich bessern durch Baden in Essig.
Modalitäten Besserung: Essiganwendungen

Vespa crabro

Ischiasbeschwerden

Der Ischiasnerv ist der große »Hüftnerv«, der entzündet oder eingeklemmt sein kann. Er verursacht Schmerzen, die vom Rücken aus über die Hinterseite des Oberschenkels in die Wade ziehen und unter Umständen bis in den Fuß ausstrahlen.

Symptome Krampfartiger Schmerz in der Hüfte. Schmerz von der Hüfte bis zum Knie. Muskeln und Sehnen scheinen zu kurz.
Charakter Schmerzen führen zu Wutausbrüchen. Gefühllosigkeit nach Schmerzanfall.
Modalitäten Verschlimmerung: Bewegung, Berührung; Besserung: Druck, Hitze, Hochziehen der Beine

Colocynthis

Symptome Gefühl, als ob das linke Hüftgelenk ausgerenkt wäre. Schmerz zieht bis in die Kniekehle.
Charakter Meist schlanke, zarte und nervöse Menschen.
Modalitäten Verschlimmerung: geistige Erschöpfung; Besserung: sanfte Bewegung

Iris versicolor

Symptome Schmerz in Kreuz- und Steißbein. Ischiasschmerz bessert sich im Freien.

Kalium jodatum

Charakter Regelhaft, konservativ. Großes Verlangen nach Aufenthalt im Freien.
Modalitäten Verschlimmerung: nachts, Hitze, Liegen auf der schmerzhaften Seite; Besserung: Bewegung, im Freien

Magnesium phosphoricum
Symptome Krampfartige Schmerzen, die bei Druck und Hitze nachlassen. Ausstrahlende, stechende Schmerzen. Füße sind sehr empfindlich.
Charakter Ein wichtiges antispastisches Mittel. Patient klagt dauernd über seine Schmerzen.
Modalitäten Verschlimmerung: Berührung, Kälte; Besserung: Druck, Hitze, Zusammenkrümmen

Nux vomica
Symptome Ischiasbeschwerden nach Übermüdung und ausschweifendem Leben. Schmerzen beim Hochheben des Beins. Ischiasschmerz durch Pressen beim Stuhlgang.
Charakter Reizbar. Sehr empfindlich gegenüber Berührung, Luftzug, Gerüchen. Verlangen nach Stimulanzien.
Modalitäten Verschlimmerung: Kälte; Besserung: Wärme

Rhus toxicodendron
Symptome Ischiasbeschwerden durch nasskaltes Wetter, kaltes Baden, Abkühlung. Schmerzen schlimmer in Ruhe und zu Beginn der Bewegung, besser bei fortgesetzter Bewegung.
Charakter Innerliche und äußerliche Ruhelosigkeit. Hält seine Gefühle zurück. Verlangen nach Milch.
Modalitäten Verschlimmerung: Ruhe, Beginn der Bewegung, nachts, Kälte; Besserung: Wärme, fortgesetzte Bewegung

Tellurium
Symptome Rechtsseitiger Ischiasschmerz. Husten und Niesen verschlimmern. Schmerzen durch Pressen beim Stuhlgang.
Charakter Die Rechtsseitigkeit des Ischiasschmerzes ist typisch.
Modalitäten Verschlimmerung: Berührung, Liegen auf der schmerzhaften Seite, Kälte

Kater

Unter diesem Phänomen versteht man Kopfschmerzen, Schwindel, Übelkeit und Magenverstimmung nach übermäßigem Konsum von Alkohol und auch Zigaretten.

Symptome Sonnenlicht und -wärme verursachen Schwindel. Kopf-schmerzen erstrecken sich bis zur Nase. Gelegentlich Nasenbluten. Kältegefühl im Kopf.
Charakter Nervöse Erregung, wie im Delirium tremens. Große Mattigkeit und Depression.
Modalitäten Verschlimmerung: im Freien, Kälte; Besserung: leichte Bewegung des Kopfs und der Stirn

Agaricus

Symptome Kater nach zu viel Wein am Vorabend. Starkes Bedürfnis nach frischer Luft. Verlangen, Luft zugefächelt zu bekommen.
Charakter Meist ältere Menschen, träge, schwerfällig. Gesicht ist aufgedunsen, bläulich. Haut und Atem sind kalt.
Modalitäten Verschlimmerung: Wärme; Besserung: kühle Luft

Carbo vegetabilis

Symptome Patient friert leicht. Schmerzen im Hinterkopf oder über den Augen. Kopfschmerz mit Schwindel. Magen ist sehr druckempfindlich. Übelkeit mit Erbrechen und Herzklopfen.
Charakter Normalerweise das erste Mittel bei Kater. Patient ist reizbar, verträgt keine Gerüche, Geräusche und kein Licht.
Modalitäten Verschlimmerung: Kälte; Besserung: Einhüllen des Kopfs, heiße Getränke, Milch

Nux vomica

Symptome Stechender, schießender Kopfschmerz, meist in der Stirn und den Augäpfeln. Kopfschmerz bessert sich im Stehen. Ohnmacht vor dem Essen. Schwindelgefühl, als ob man in die Höhe steigt.
Charakter Sehr wirksam nach Alkoholmissbrauch. Kopfschmerz, krampfartiger Schluckauf, Delirium tremens.
Modalitäten Verschlimmerung: Kälte, Wind, Luftzug; Besserung: Stehen, Gehen

Ranunculus bulbosus

Symptome Starke Blässe. Schreckliche Übelkeit mit Erbrechen bei der geringsten Bewegung. Kalter Schweiß und eisige Kälte im Körper. Schwindel beim Öffnen der Augen.
Charakter Das beste Mittel bei See- und Reisekrankheit, wenn sie begleitet werden von sehr starker Übelkeit mit Erbrechen.
Modalitäten Verschlimmerung: Bewegung, Fahren, warmes Zimmer; Besserung: Kälte, frische Luft, Entblößen des Bauchs

Tabacum

Kieferknacken

Knackende Geräusche beim Kauen werden meist verursacht durch eine angeborene oder erworbene Fehlstellung im Kiefergelenk. Die Beschwerden können auch rheumatisch bedingt sein.

Lac caninum

Symptome Kieferknacken beim Essen. Schlechter Geschmack im Mund nach Verzehr von Süßigkeiten.
Charakter Sehr sensibel. Wandernder Schmerz, die Seiten wechselnd.
Modalitäten Verschlimmerung: Berührung; Besserung: im Freien, Kälte, kalte Getränke

Nitricum acidum

Symptome Das Knacken erstreckt sich bis in die Ohren. Schlechter Atem bei starkem Speichelfluss. Tiefer Riss in der Mitte der Zunge.
Charakter Wenn Schmerzen auftreten, sind sie stechend. Unzufriedenheit. Alle Absonderungen riechen stark.
Modalitäten Verschlimmerung: Kälte; Besserung: warme Anwendungen, Fahren im Auto

Rhus toxicodendron

Symptome Kieferknacken beim Kauen, das sich verschlimmert bei Kälte. Neigung zu rheumatischen Beschwerden, vor allem bei feuchtem, kaltem Wetter.
Charakter Innerliche und körperliche Ruhelosigkeit. Ängstlich und besorgt, vor allem nachts. Emotional zurückhaltend.
Modalitäten Verschlimmerung: beginnende Bewegung, Kälte; Besserung: fortgesetzte Bewegung, Wärme

Kollaps

Ein Kreislaufzusammenbruch kann viele Ursachen haben. In den meisten Fällen ist ärztliche Hilfe unbedingt erforderlich. Die nachfolgenden Mittel sollten deshalb nur als erste Hilfe dienen.

Arsenicum album

Symptome Extreme Angst und Unruhe. Sehr starker Druck auf der Brust, als ob ein schweres Gewicht aufliegen würde. Atemnot und Angst vor dem Ersticken. Die Haut ist meist kalt.
Charakter Körperliche und geistige Unruhe. Großer Durst, mit Verlangen nach kleinen Schlucken kalten Wassers.
Modalitäten Verschlimmerung: Kälte; Besserung: Wärme

Symptome Kollaps mit eisiger Kälte des ganzen Körpers. Die Zunge ist blau und kalt, und auch der Atem ist kalt. Der Patient will trotz Kälte unbedeckt sein.
Charakter Ein sehr wirksames Mittel als Herzstimulans im Notfall. Gaben alle fünf Minuten wiederholen.
Modalitäten Besserung: Wärme

Camphora

Symptome Eines der Hauptmittel bei Kollaps. Patient ist eiskalt, aber sein Kopf ist heiß. Die Haut ist blau und schwitzt. Patient braucht frische Luft, will angefächelt werden.
Charakter Vor allem ältere Patienten mit wenig Vitalität sind betroffen. Oft angezeigt bei einem Schock nach einer Operation oder bei schwerem Durchfall.
Modalitäten Besserung: Aufstoßen, Frischluft

Carbo vegetabilis

Symptome Kollaps nach Missbrauch von Alkohol. Patient verlangt nach frischer Luft. Haut ist bläulich, wie bei Carbo vegetabilis.
Charakter Empfindlich gegen Wärme und Kälte. Oft angezeigt bei Personen, die durch langen Alkoholmissbrauch geschwächt sind.
Modalitäten Besserung: im Freien, Frischluft

Carboneum sulfuratum

Symptome Kollaps nach Verlust vitaler Flüssigkeiten, z. B. bei Blutungen, Durchfall, extremem Schwitzen, übermäßig starkem Milchfluss.
Charakter Säfteverlust in Verbindung mit nervöser Reizbarkeit.
Modalitäten Besserung: Lockern der Kleidung, Hinlegen

China

Symptome Kollaps als Folge von Herzbeschwerden. Puls ist schwach, unregelmäßig und äußerst langsam. Blaue Gesichtsfarbe.
Charakter Patient wagt nicht, sich zu bewegen aus Angst, dass sein Herz aufhört zu schlagen.
Modalitäten Besserung: im Freien

Digitalis

Symptome Kollaps als Folge von Enttäuschung, unglücklicher Liebe, plötzlichem Kummer. Ohnmacht nach Kaffee oder Tabak.
Charakter Mittel bei Hysterie. Patienten von empfindlicher, milder, leicht erregbarer Natur.
Modalitäten Besserung: Urinieren

Ignatia

Moschus   Symptome Kollaps nach hysterischen Wutausbrüchen, durch Kälte oder beim Essen. Eine Wange ist rot und kalt, die andere blass und heiß.
Charakter Das Mittel ist oft angezeigt bei Mädchen, die von der Pubertät in das Erwachsenenalter wechseln.
Modalitäten Besserung: im Freien

Nux moschata   Symptome Starke Neigung, in Ohnmacht zu fallen, z. B. bei Schmerzen, Anblick von Blut, Gerüchen, in einem überfüllten Zimmer, vor oder während der Menses. Ohnmacht bei oder nach dem Stuhlgang.
Charakter Magen und Bauch des Patienten sind enorm aufgetrieben. Trockenheit aller Schleimhäute, trotzdem durstlos.
Modalitäten Besserung: Wärme

Veratrum album   Symptome Kollaps mit extremer Kälte im Körper. Die Kräfte lassen plötzlich nach. Blaufärbung der Haut. Kalter Schweiß auf der Stirn. Die Nase wird spitzer.
Charakter Sehr heftige Gemütssymptome, mit Fluchen, Schreien. Manie. Hochmütig und rücksichtslos.
Modalitäten Besserung: Wärme, Bewegung

Krampfadern

Von der Erweiterung, Verlängerung und Verknotung der Venen sind meist die Blutgefäße im äußeren Beinbereich betroffen. Die Behandlung sollte dem Homöopathen überlassen werden, da hier eine konstitutionelle Verschreibung erforderlich ist. Die genannten Mittel kommen häufig zur Anwendung.

Calcium carbonicum   Symptome Krampfadern durch Schlaffheit der Blutgefäße. Brennendes Gefühl in den Krampfadern.
Charakter Schlaffe Personen mit Tendenz zum Dickwerden. Schwitzen bei geringer Anstrengung. Sehr schnell erkältet. Viele Ängste.
Modalitäten Verschlimmerung: Kälte, feuchtes Wetter, Milch; Besserung: trockenes Wetter

Carbo vegetabilis   Symptome Allgemeine Neigung zu Krampfadern, oft mit Geschwüren. Ungesunde Haut, bläulich und kalt, mit Ausschlägen, Rissen, blauen Flecken. Schwere in den Beinen.

Charakter Trägheit, Leere, Apathie, Schwerfälligkeit. Patient möchte Luft zugefächelt bekommen. Extreme Aufblähung.
Modalitäten Verschlimmerung: Wärme; Besserung: Hochlagern der Beine, Aufstoßen, kühle Luft

Symptome Starke Neigung zu Krampfadern, oft begleitet von roten Blutbläschen. Bei Frauen, die viele Kinder zur Welt gebracht haben.
Charakter Dominante, freiheitsliebende, leichtsinnige Personen, die stark materialistisch denken. Große Energie.
Modalitäten Verschlimmerung: Hitze; Besserung: kalte Anwendungen

Fluoricum acidum

Symptome Krampfadern durch großen Blutandrang. Schwere in den Beinen. Geschwürige und leicht blutende Krampfadern. Sehr schmerzhafte Krampfadern.
Charakter Mittel hat eine besondere Beziehung zu den großen Blutgefäßen. Die Venen sind prall gefüllt und schmerzhaft bei Berührung.
Modalitäten Verschlimmerung: Druck, warme, feuchte Luft; Besserung: Ruhe

Hamamelis

Symptome Blau gefärbte Krampfadern, mit Neigung zu Geschwürbildung. Krampfadern in der Schwangerschaft. Stechende Schmerzen, als ob mit ganz dünnen Nadeln hineingestochen würde.
Charakter Mild, nachgiebig, liebevoll, herzlich. Leicht zu Tränen gerührt. Verlangen nach Trost und frischer Luft.
Modalitäten Verschlimmerung: warmes Zimmer, Hitze, fette Speisen; Besserung: Kälte, im Freien, kalte Speisen und Getränke

Pulsatilla

Krupp

Dabei handelt es sich um eine entzündliche Schwellung der Kehlkopfschleimhaut mit heiserem und tonlosem Husten.

Symptome Trockener, heiserer, hackender Husten. Kurzatmigkeit, Atemnot. Stiche in der Brust. Vor allem, wenn kalter, trockener Wind oder Schreck/Schock der Auslöser war.
Charakter Heftig und plötzlich auftretende Symptome. Nur im ersten Krankheitsstadium. Hohes Fieber, geringes Schwitzen.
Modalitäten Verschlimmerung: nachts; Besserung: Ruhe, im Freien

Aconitum

Bromum **Symptome** Kaltes Gefühl und Husten beim Einatmen. Atemnot mit Gefühl von Rauch oder Staub in der Lunge. Einatmung schwierig und schmerzhaft. Auf dem Kehlkopf bildet sich ein dünnes Häutchen.
Charakter Der Patient ist meist warmblütig. Beschwerden treten oft nach Überhitzung auf. Beschwerden linksseitig.
Modalitäten Verschlimmerung: Hitze, Wärme, warmes Zimmer; Besserung: am Meer

Calcium sulfuricum **Symptome** Häufig wiederkehrender Krupp. Starke Eiterungsneigung. Dicke, klumpige, weißgelbe oder gelbe Absonderungen.
Charakter Tendenz zu Eiterungen. Patient ist meist warmblütig. Empfindlich sowohl gegen Hitze als auch gegen Kälte.
Modalitäten Verschlimmerung: Zugluft, warmes Zimmer, warmes Einhüllen; Besserung: im Freien

Hepar sulfuris **Symptome** Krupphusten kehrt öfter wieder, vor allem durch Kälte oder kalten, trockenen Wind. Rasselnder, lockerer Husten. Beim Husten splitterartiger Schmerz im Hals.
Charakter Überempfindlich und heftig bei Berührung, Kälte, Schmerzen. Verlangen nach sauren und scharfen Sachen.
Modalitäten Verschlimmerung: Kälte; Besserung: Hitze, warmes Einhüllen des Körpers

Kalium bichromicum **Symptome** Krupp, wobei sich die membranöse Haut vom Kehlkopf aus auf Kehle und Nasenhöhlen ausbreitet. Auswurf ist gelblich zäh, klebrig und fadenziehend.
Charakter Die Absonderungen sind typischerweise gelb im Akutstadium und werden weiß im Lauf der Erkrankung.
Modalitäten Verschlimmerung: Kühle, Kälte; Besserung: Hitze

Phosphorus **Symptome** Starker Kehlkopfschmerz verhindert das Sprechen. Hitzegefühl in der Brust. Ein schweres Gewicht lastet scheinbar auf der Brust. Atmung beschleunigt. Membranbildung.
Charakter Extrovertiert. Mitfühlend. Viele Befürchtungen und Ängste. Extrem leicht erregbar. Großes Verlangen nach Eis und großer Durst auf kalte Getränke.
Modalitäten Verschlimmerung: Liegen auf der linken Seite, kalte Luft

Symptome Kruppanfälle, die abends und nachts auftreten. Der Patient schläft in die Verschlimmerung hinein. Der Kehlkopf ist trocken und brennt. Einschnürungsgefühl mit Atemnot. Husten verschlimmert sich beim Einatmen.
Charakter Es besteht große Angst vor dem Ersticken.
Modalitäten Verschlimmerung: abends, nachts, beim Einatmen; Besserung: warme Speisen und Getränke

Spongia

Kummer

Es gibt einige homöopathische Mittel, die einen ausgesprochenen Bezug zu Kummer haben. Entweder neigt der Patient von seiner Konstitution her zu Traurigkeit, oder faktische Kummererlebnisse sind Auslöser der akuten Beschwerden.

Symptome Depressionen und starke Selbstmordneigung. Plant den Selbstmord still für sich. Überempfindlich gegen Widerspruch, der Wutausbrüche auslöst. Überempfindlich gegenüber Geräuschen.
Charakter Der Patient verfällt in große Niedergeschlagenheit. Verlassenheitsgefühl, Verzweiflung durch Schmerz oder Besitzverlust.
Modalitäten Verschlimmerung: im Herbst und Winter, nachts

Aurum metallicum

Symptome Beschwerden durch großen oder lang anhaltenden Kummer. Leidet unter den Ungerechtigkeiten in der Gesellschaft. Weint aus Mitgefühl mit anderen. Stottern bei Aufregung.
Charakter Allmähliche Lähmung auf emotionaler, geistiger und körperlicher Ebene. Die Haut ist schmutzig weiß, fahl. Warzen, vor allem im Gesicht.
Modalitäten Verschlimmerung: Denken an die Beschwerden

Causticum

Symptome Kummer durch Enttäuschung, auch in Liebesbeziehungen. Stiller Kummer, mit Seufzen, Schluchzen, Zucken um den Mund. Weinerlich. Kloßgefühl im Hals. Der Auslöser des Kummers liegt immer kurz zurück. Möchte nicht getröstet werden.
Charakter Die aufgestauten Emotionen kommen auf verkrampfte Weise heraus. Oft angezeigt bei empfindlichen Personen von milder Natur und raschem Auffassungsvermögen.
Modalitäten Verschlimmerung: Kaffee, Tabak, Trost

Ignatia

Bedrücktheit und Kummer werden meist von großem Stress, traurigen Ereignissen oder Ärger ausgelöst und lassen sich homöopathisch gut in den Griff bekommen. Richtiggehende Depressionen gehören allerdings immer in die Hand eines erfahrenen Spezialisten.

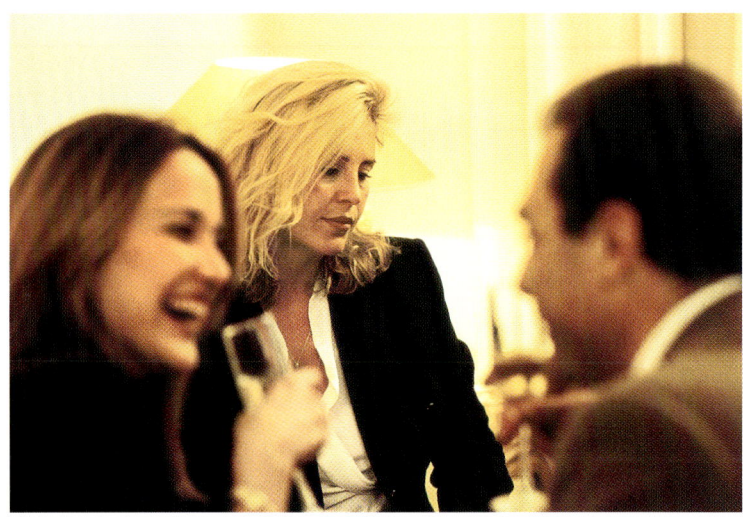

Natrium muriaticum

Symptome Beschwerden durch lang anhaltenden oder alten Kummer. Patient sucht die Einsamkeit. Verweilt bei früheren unangenehmen Ereignissen, ruft sie sich ins Gedächtnis zurück. Patient verträgt kein Mitgefühl, obwohl er sich innerlich danach sehnt.
Charakter Überempfindlich und verschlossen. Patient nimmt die Sorgen anderer Menschen in sich auf und grübelt darüber, wenn er allein ist. Emotionale Unreife. Stiller Kummer.
Modalitäten Verschlimmerung: Hitze, Mitgefühl; Besserung: im Freien

Phosphoricum acidum

Symptome Beschwerden durch Schock, unglückliche Liebe, Kränkung. Der Kummer führt zu Apathie, Gleichgültigkeit, Appetitverlust.
Charakter Milde, nachgiebige Personen. Der Patient fühlt sich völlig leer und ausgebrannt.
Modalitäten Verschlimmerung: Kälte; Besserung: Wärme

Staphisagria

Symptome Kummer durch Enttäuschungen in romantischen Beziehungen, durch unglückliche Liebe. Lange unterdrückte Gefühle führen zu Wutausbrüchen.
Charakter Sehr romantisch, empfindlich, schüchtern. Beschäftigt sich in Gedanken ständig mit sexuellen Dingen. Masturbiert viel.
Modalitäten Verschlimmerung: Tabak; Besserung: Frühstück, Wärme

Lampenfieber

Die Angst vor Auftritten in der Öffentlichkeit kann sich auf verschiedene Weisen manifestieren. Schweißausbrüche und Durchfall gehören zu den häufigsten Nebenerscheinungen.

Symptome Prüfungsangst. Kann sich überhaupt nicht konzentrieren. Schläfrig und erschöpft, ohne angestrengt studiert zu haben. **Aethusa**
Charakter Patient lebt in seiner eigenen Welt. Spricht mit Tieren, liebt sie mehr als Menschen.
Modalitäten Verschlimmerung: Milch; Besserung: im Freien

Symptome Prüfungsangst mit Erschöpfung durch zu langes Lernen. Plötzlicher Gedächtnisverlust oder Gedächtnisschwäche. Deutliche Besserung beim Essen. **Anacardium**
Charakter Mangel an Selbstvertrauen, aber der Patient versucht, sich zu beweisen. Realitätsgefühl fehlt.
Modalitäten Verschlimmerung: geistige Anstrengung; Besserung: Nahrungsaufnahme

Symptome Durchfall bei Erwartungsspannung. Starke Gasbildung im Darm. Sonderbare Vorstellungen und Handlungen. **Argentum nitricum**
Charakter Nervös, ängstlich, impulsiv, in Eile. Patient leidet an Phobien. Verlangen nach Salz und Süßigkeiten, Zucker.
Modalitäten Verschlimmerung: Süßigkeiten; Besserung: Kälte, frischer Wind im Gesicht

Symptome Durchfall bei Gemütserregungen. Lampenfieber bei Sängern und Rednern. Prüfungsangst. Angst vor dem Gang zum Zahnarzt. **Gelsemium**
Charakter Bedrücktheit und geistige Lähmung durch Furcht oder Schreck. Knie schwach und zittrig.
Modalitäten Verschlimmerung: Gehen, feuchtes, kaltes Wetter; Besserung: frische Luft

Symptome Schüchternheit und Scheu bei einem Auftreten in der Öffentlichkeit. **Silicea**
Charakter Milde, nachgiebig. Mangel an Selbstvertrauen.
Modalitäten Verschlimmerung: Kälte; Besserung: Wärme

Mittelohrentzündung

Otitis media entwickelt sich meist nach Erkältungserkrankungen oder als Komplikation bei verschiedenen Kinderkrankheiten.

Aconitum **Symptome** Ohrenschmerz nach kalter Zugluft, durch trockenes, kaltes Wetter. Die Schmerzen treten plötzlich und heftig auf, begleitet von Fieber. Das Ohr ist heiß und rot.
Charakter Körperliche, psychische Unruhe. Durst auf kalte Getränke.
Modalitäten Verschlimmerung: nachts, Kälte; Besserung: Schwitzen

Belladonna **Symptome** Heftige Schmerzen lassen den Patienten im Schlaf aufschreien. Hitze, Röte, Pulsieren und Brennen im Ohr. Die Beschwerden treten plötzlich auf. Geschwollene Ohrspeicheldrüsen.
Charakter Heftige Gemütssymptome, ohne Angst. Überempfindlich gegenüber Berührung, Bewegung, Licht.
Modalitäten Verschlimmerung: Zugluft; Besserung: warmes, dunkles Schlafzimmer

Calcium carbonicum **Symptome** Entzündung des äußeren und inneren Gehörgangs. Schleimiger, eitriger Ausfluss.
Charakter Neigung zu Fettleibigkeit. Verzögerte und langsame Entwicklung. Blasse Haut, hoher Schweißverlust.
Modalitäten Verschlimmerung: Kälte, Baden; Besserung: Liegen auf der schmerzhaften Seite

Calcium sulfuricum **Symptome** Eiterabsonderungen aus dem Mittelohr sind gelb, dick und klumpig. Ab und zu befindet sich auch Blut im Ausfluss.
Charakter Eiterungsneigung, mit dickem gelbem Ausfluss.
Modalitäten Verschlimmerung: Wärme, Hitze und Kälte; Besserung: im Freien, Baden

Chamomilla **Symptome** Röte, Schwellung und Hitze im Gehörgang. Stechende Schmerzen machen den Patienten verrückt. Bewegung und Umhertragen bessern die Beschwerden.
Charakter Überempfindlich gegenüber Schmerz.
Modalitäten Verschlimmerung: nachts, Hitze; Besserung: Umhergetragenwerden, warmes, feuchtes Wetter

Symptome Im ersten Entzündungsstadium. Das Trommelfell ist rot und geschwollen. Rechtzeitig verabreicht, kann dieses Mittel die Eiterung verhindern.
Charakter Keine eindeutigen Symptome, die auf andere Homöopathika hinweisen.
Modalitäten Verschlimmerung: nachts, etwa von vier bis sechs Uhr; Besserung: kalte Anwendungen

Ferrum phosphoricum

Symptome Erst angezeigt im Eiterungsstadium. Die Absonderungen riechen oft übel.
Charakter Sehr empfindlich gegenüber Schmerz, Kälte, Berührung. Der Patient reagiert heftig, impulsiv.
Modalitäten Verschlimmerung: Kälte; Besserung: Hitze, warmes Einhüllen des Körpers

Hepar sulfuris

Symptome Heftig stechender Schmerz, von außen nach innen ziehend. Äußerer Gehörgang geschwollen. Absonderungen sind gelb, dick, fadenziehend und übel riechend.
Charakter Bedürfnis, ein geregeltes Leben zu führen, nach Routine. Geht Schwierigkeiten aus dem Weg. Konformistisch.
Modalitäten Verschlimmerung: Kälte, morgens; Besserung: Hitze

Kalium bichromicum

Symptome Ohrenschmerzen durch Erkältung. Dicke, gelbe, übel riechende Absonderungen, oft mit Blut vermischt. Bettwärme verschlimmert den Schmerz.
Charakter Instabilität. Empfindlich gegenüber Hitze und Kälte. Starkes Schwitzen und deutlicher Speichelfluss. Sehr verschlossen.
Modalitäten Verschlimmerung: Bettwärme, Hitze und Kälte

Mercurius

Symptome Ohrenschmerz mit Druck von innen nach außen. Entzündliche Schwellung im Gehörgang und den umgebenden Teilen. Absonderung mild, schleimig oder eitrig, nahezu geruchlos.
Charakter Nachgiebig, mild, herzlich und sehr liebevoll. Sehr schnell in Tränen aufgelöst, aber auch schnell wieder fröhlich. Wird sehr gern intensiv getröstet.
Modalitäten Verschlimmerung: Wärme, warmes Zimmer; Besserung: Kälte, frische Luft

Pulsatilla

Silicea **Symptome** Wiederkehrende Mittelohrentzündungen. Starke Eiterungsneigung. Pfeifende Geräusche beim Ausfluss. Ohren sehr empfindlich gegenüber Lärm und kalter Luft.
Charakter Mild, schüchtern, nachgiebig, aber trotzdem eigensinnig. Peinlich genau in Kleinigkeiten.
Modalitäten Verschlimmerung: Kälte; Besserung: Wärme, warme Anwendungen

Muskelentzündung

Entzündungen eines Muskels oder einer Muskelpartie werden zumeist durch Über- oder Fehlbeanspruchung hervorgerufen. Entzündungszeichen sind Schmerzen, Rötung, Schwellung und Wärme der betroffenen Partie.

Arnica montana **Symptome** Muskelentzündung als Verletzungsfolge, nach Prellung oder Quetschung. Nach Überanstrengung.
Charakter Der Patient fürchtet eine Berührung der schmerzhaften Körperstelle.
Modalitäten Verschlimmerung: Berührung, Bewegung

Bryonia **Symptome** Die Entzündung entwickelt sich langsam. Stechende Schmerzen in den betroffenen Stellen. Jede Bewegung verschlimmert den Zustand. Fester Druck und Liegen auf der schmerzhaften Seite wirken lindernd.
Charakter Angst vor Armut, Geldsorgen. Der Patient redet ständig von seinen Geschäften. Extreme Reizbarkeit, schlechte Laune. Möchte am liebsten allein sein.
Modalitäten Verschlimmerung: Bewegung, Wärme, Anstrengung; Besserung: fester Druck, kalte Sachen

Rhus toxicodendron **Symptome** Muskelentzündung durch Einfluss von feuchtkaltem Wetter. Nach Liegen auf kaltem, feuchtem Boden. Bei schneller Abkühlung nach Schwitzen. Als Folge von Arbeit in oder am Wasser.
Charakter Starke Ruhelosigkeit, innerlich und äußerlich. Der Patient möchte ständig die Lage wechseln.
Modalitäten Verschlimmerung: Beginn der Bewegung, Kälte; Besserung: fortgesetzte Bewegung, Wärme

Muskelkrampf

Lang anhaltende oder oft wiederkehrende Muskelverkrampfungen können in jeder Körperregion auftreten. Das schmerzhafte Zusammenziehen kann eine psychische Ursache haben oder durch eine Unterversorgung der Muskulatur ausgelöst werden.

Symptome Schmerzhaftes Zusammenziehen im Nacken und Rücken. Gefühl, als ob elektrische Schockwellen durch den Körper schießen. Die Verkrampfung löst Übelkeit und Erbrechen aus.
Charakter Vor allem angezeigt bei Frauen. Beschwerden im Zusammenhang mit Klimakterium oder Menstruationsproblemen.
Modalitäten Verschlimmerung: morgens, Kälte; Besserung: Wärme, sanfte, fortgesetzte Bewegung

Cimicifuga

Symptome Heftige Krämpfe, Spasmen, Zuckungen am ganzen Körper. Verkrampfung der Kiefermuskeln. Sehr starke Übelkeit. Schüttelkrämpfe, die in den Fingern und Zehen beginnen.
Charakter Körperlich und emotional stark verkrampfte Menschen. Im Akutstadium läuft das Gesicht häufig blau an. Gurgelnde Geräusche beim Trinken.
Modalitäten Verschlimmerung: Berührung; Besserung: kalte Getränke

Cuprum metallicum

Symptome Verkrampfungen der Muskulatur mit ausstrahlenden, schießenden Schmerzen. Die Schmerzen bessern sich immer rasch durch Wärme.
Charakter Ein gutes antispastisches Mittel, vor allem bei müden, erschöpften Patienten. Nervöse, sehr empfindliche Menschen.
Modalitäten Verschlimmerung: Kälte, Berührung; Besserung: Wärme, Druck, Zusammenkrümmen

Magnesium phosphoricum

Nabelbruch

Die Vorwölbung von Bauchorganen (Darm) im Bereich des Nabels ist meist angeboren. Sie kann jedoch auch durch eine vorübergehende Muskel- oder Gewebeschwäche in Erscheinung treten.

Symptome Nabelbruch bei Säuglingen. Der Nabel ist wund und nässend. Der Bauch ist aufgetrieben.

Calcium carbonicum

77

Charakter Neigung, dick und schlaff zu werden. Starkes Schwitzen, vor allem nachts am Kopf.
Modalitäten Verschlimmerung: Kälte, Anstrengung

Nux vomica **Symptome** Meist handelt es sich um eingeklemmte Brüche im Nabel- und Leistenbereich. Die Bauchwand fühlt sich wund an, wie geprellt. Auftreibung durch übermäßige Gasbildung.
Charakter Ehrgeizig, schnell gereizt. Verträgt keine Geräusche, Gerüche, kein Licht. Verlangen nach Stimulanzien.
Modalitäten Verschlimmerung: nach dem Essen, Berührung; Besserung: starker Druck

Plumbum metallicum **Symptome** Eingeklemmter Bruch. Der Bauch ist rund um den Nabel nach innen gezogen.
Charakter Apathisch. Langsames Begriffsvermögen. Stille Melancholie und Zurückgezogenheit.
Modalitäten Verschlimmerung: Anstrengung; Besserung: harter Druck, Zusammenkrümmen

Nagelbettentzündung

Eitrige Entzündungen an den Fingernägeln treten meist als Folge von Wundinfektionen auf.

Ammonium carbonicum **Symptome** Im Anfangsstadium. Die Handvenen schwellen an, werden blau und fleckig nach Waschen mit kaltem Wasser.
Charakter Meist fettleibige Personen von geringer Vitalität. Aufgedunsenes Gesicht. Schwaches Herz und Atemnot.
Modalitäten Verschlimmerung: Kälte, kaltes Waschen; Besserung: trockenes Wetter

Anthracinum **Symptome** Eitrige Entzündungen, die quälend brennen. Absonderungen riechen faulig.
Charakter Allgemeine Neigung zu Furunkeln und Karbunkeln.

Apis **Symptome** Im Anfangsstadium des Nagelgeschwürs. Die umgebende Haut ist ödematös geschwollen und hat eine rosige bis rote Farbe. Die Stelle ist sehr schmerzhaft.

Charakter Patient ist schwer zufrieden zu stellen, unruhig, weinerlich. Sehr empfindlich gegenüber Berührung.
Modalitäten Verschlimmerung: Hitze, Berührung; Besserung: Kälte, kalte Anwendungen

Symptome Im Anfangsstadium, wenn die stechenden Schmerzen zuerst gespürt werden. Die Stelle fühlt sich an, als würde mit einem Dorn hineingestochen.
Charakter Das Mittel ist angezeigt bei vielen Arten von Schmerz, vor allem, wenn er unerträglich stechend, schneidend ist.

Dioscorea

Symptome Im Eiterungsstadium der Entzündung. Starke Schmerzen.
Charakter Reizbarkeit. Heftig in Gesten und Gemütsregungen.
Modalitäten Verschlimmerung: Kälte, kalte Anwendungen; Besserung: Wärme, warme Anwendungen

Hepar sulfuris

Symptome Vor dem Eiterungsstadium. Schmerz in den Fingernägeln, mit Schwellung der Fingerglieder. Beschleunigt die Öffnung und Eiterung und verkürzt ihre Dauer.
Charakter Das erste Mittel der Wahl, wenn deutliche Hinweise auf andere Mittel fehlen.

Myristica sebifera

Symptome Bringt Abszesse zum Reifen. Die entzündete Stelle ist nicht besonders schmerzhaft.
Charakter Schüchtern, zurückhaltend, aber eigenwillig. Der Patient hat oft weiße Flecken auf den Nägeln.
Modalitäten Verschlimmerung: Kälte; Besserung: Wärme

Silicea

Narben

Narben zeigen manchmal die Neigung, sich unter bestimmten Umständen bemerkbar zu machen. Auf diese Weise können sie bei einer Krankheit helfen, die richtige Arznei zu finden.

Symptome Die Narbe wird schmerzhaft, brennt und sticht. Aufbrechende Narben.
Charakter Starke Sehnsucht nach der Vergangenheit. Schwache und kraftlose Patienten.

Carbo animalis

Causticum   **Symptome** Wiederaufbrechen alter Narben. Die Haut des Patienten sieht oft fahl oder schmutzig weiß aus. Warzen, vor allem im Gesicht.
Charakter Verträgt keine Ungerechtigkeit. Allmähliche Lähmungen, körperlich und emotional.
Modalitäten Verschlimmerung: trockene Kälte, klares Wetter, Fahren im Auto; Besserung: feuchtes, nasses Wetter, Wärme

Fluoricum acidum   **Symptome** Die Narbe ist von Bläschen umgeben. Sie wird rot, vor allem an den Rändern, und juckt. Die Narbe wird wund und schmerzhaft.
Charakter Selbstzufrieden. Furchtlos. Leichtsinn und Freiheitsliebe. Sehr materialistisch eingestellt.
Modalitäten Verschlimmerung: Wärme, Hitze; Besserung: Kälte, kalte Anwendungen

Graphites   **Symptome** Die Narben werden hart und können brennend schmerzen. Schwarzfärbung.
Charakter Schwerfällig, unentschlossen, eher fettleibig. Sieht überall Schwierigkeiten.
Modalitäten Verschlimmerung: Bettwärme; Besserung: im Freien

Lachesis   **Symptome** Aufbrechende Narben, die stark rot werden, leicht bluten und schmerzen können.
Charakter Redselig. Überaktiver Geist. Leidenschaftlich.
Modalitäten Verschlimmerung: im Schlaf, Hitze, Klimakterium; Besserung: im Freien, warme Anwendungen

Nitricum acidum   **Symptome** Die Narbe wird schmerzhaft bei Wetterwechsel.
Charakter Selbstsüchtig. Unzufrieden. Rachsüchtig. Boshaft.
Modalitäten Verschlimmerung: Kälte, Berührung, heißes Wetter; Besserung: Fahren im Auto

Phosphorus   **Symptome** Aufbrechende Narben, die unter Umständen auch zu bluten beginnen.
Charakter Herzlich, mitfühlend, offen und leicht beeindruckbar. Verlangen nach Eis und eiskalten Getränken.
Modalitäten Verschlimmerung: Liegen auf der linken Seite, Gewitter, warme Speisen; Besserung: Kälte, kalte Getränke

Symptome Aufbrechende Narben. Die Narbenhaut sieht glänzend aus. Narben werden wund und schmerzhaft, als ob mit Nadeln hineingestochen würde.
Charakter Schüchtern, nachgiebig, aber trotzdem eigensinnig. Eiterungsneigung. Starker Fußschweiß.
Modalitäten Verschlimmerung: Kälte; Besserung: Wärme

Silicea

Nebenhöhlenentzündung

Eine Sinusitis tritt meist in Folge einer Erkältung auf, die sich bei insgesamt schwacher Abwehrlage auch zu einer chronischen Erkrankung entwickeln kann.

Symptome Wetterwechsel führt häufig zur Erkältung. Sehr empfindlich gegenüber Kälte, kaltem Luftzug oder kaltem Baden. Chronische Verstopfung der Nase mit gelben Absonderungen.
Charakter Schlaffe Patienten, die zu Fettleibigkeit neigen. Kinder mit hartem Bauch und vergrößerten Drüsen. Leichtes Schwitzen, vor allem nachts am Kopf.
Modalitäten Verschlimmerung: Kälte in jeder Form; Besserung: trockenes Wetter

Calcium carbonicum

Symptome Nebenhöhlenentzündung mit dicken, gelben, eitrigen und übel riechenden Absonderungen. Die Nase ist verstopft, wenn der Patient in der Kälte ist.
Charakter Patient ist äußerst empfindlich gegenüber Schmerz, kalter Luft, Berührung, emotionaler Belastung. Heftig, wütend.
Modalitäten Verschlimmerung: trockener, kalter Wind, Luftzug; Besserung: Hitze, warmes Einhüllen

Hepar sulfuris

Symptome Sinusitis nach Schnupfen. Absonderungen sind dick, schleimig, eitrig, fadenziehend und konzentrieren sich im Nasenrachenraum. Drückender Kopfschmerz über dem linken Auge. Verstopfte Nase im warmen Zimmer, gelbe Absonderungen bei Aufenthalt im Freien.
Charakter Der Patient hat ständig die Neigung, sich zu schnäuzen. Absonderungen sind gelb, sowohl im akuten als auch im chronischen Stadium. Unverträglichkeit von Brot und Gemüse.
Modalitäten Verschlimmerung: kalte Luft; Besserung: Wärme

Hydrastis

Natürliche Hilfe für die Nebenhöhlen

● **Kräuterspülung**
20 Gramm Kamillenblüten mit 30 Gramm Zinnkraut, 30 Gramm Salbei und 20 Gramm Pfefferminze mischen und mit 1/2 Liter Wasser aufkochen. Abgeseiht 10 Minuten lang stehen lassen. Ein Nasenloch zuhalten, durch das andere die Spülung vorsichtig hinaufziehen. Anschließend die Nase putzen. Mit dem zweiten Nasenloch genauso verfahren. Diese Anwendung sollte 2- bis 3-mal täglich wiederholt werden. Sie erleichtert die Atmung, wirkt desinfizierend und beruhigend.

● **Meerrettich-Quark-Auflage**
100 Gramm Speisequark mit 10 Gramm frisch geriebenem Meerrettich verrühren, die Mischung fingerdick auf ein Leinentuch streichen und für etwa 10 Minuten auf die Nasenpartie auflegen. Das wirkt abschwellend und fördert die Schleimabsonderung.

Kalium bichromicum

Symptome Gilt als Hauptmittel bei Sinusitis nach Erkältungen. Drückende Schmerzen an der Nasenwurzel. Die Absonderungen sind zäh, dick und fadenziehend. Im Akutstadium sind sie gelblich grün und werden unter Umständen weißer, wenn sich die Erkrankung zu einer chronischen entwickelt.

Charakter Patient lebt nach festen Regeln und Vorschriften. Geht Schwierigkeiten aus dem Weg. Konservativ. Gern mit seiner Familie zusammen.

Modalitäten Verschlimmerung: morgens, Hitze, feuchte Wärme

Mercurius

Symptome Reichliche, gelblich grüne, eitrige und übel riechende Absonderungen. Die Nasenwurzel schmerzt. Chronische Schwellung der Halsdrüsen. Speichelfluss nachts. Übler Mundgeruch.

Charakter Patient ist äußerst empfindlich sowohl gegen Hitze als auch Kälte. Er schwitzt stark am ganzen Körper.

Modalitäten Verschlimmerung: Zugluft, nachts, Liegen auf der rechten Seite, Hitze, Kälte, Schwitzen

Symptome Chronische Sinusitis, mit kleinen Blutungen. Beim Schnäuzen der Nase kommen Blutstreifen mit.
Charakter Extrovertiert, herzlich, mitfühlend. Viele Ängste. Großer Durst nach kaltem Wasser.
Modalitäten Verschlimmerung: Liegen auf der linken Seite, warme Speisen und Getränke; Besserung: kalte Anwendungen

Phosphorus

Symptome Häufig wiederkehrende Nebenhöhlenentzündungen. In der Nase bilden sich harte Krusten, die bluten, wenn sie ausgeschnäuzt werden. Eitrige Absonderungen.
Charakter Meist milde, etwas schüchterne, zurückhaltende Menschen. Häufiger Fußschweiß.
Modalitäten Verschlimmerung: Kälte, Zugluft; Besserung: warmes Einhüllen des Kopfs

Silicea

Symptome Chronisch trockene Schleimhautentzündung, die sich zur Stirnhöhle hin ausbreitet. Patient möchte sich dauernd schnäuzen, aber es kommen keine Absonderungen.
Charakter Schmerzhafte Trockenheit der Schleimhäute ist typisch für dieses Mittel.
Modalitäten Verschlimmerung: nachts, heftiger Temperaturwechsel

Sticta

Ohrenschmalz

Ohrenschmalz ist eine Mischung aus Talgdrüsensekret und abgestorbenen Hautzellen im äußeren Gehörgang. Sein Aussehen kann im Krankheitsfall ein zusätzlicher und recht deutlicher Hinweis bei der Findung des richtigen Mittels sein.

Symptome Ohrpropfenbildung. Trockenheit im Gehörgang und fehlende Absonderungen.
Charakter Schwerfälligkeit. Mangel an Vitalität. Möchte Luft zugefächelt bekommen.
Modalitäten Verschlimmerung: Wärme, warme Anwendungen; Besserung: Zufächeln von Luft

Carbo vegetabilis

Symptome Vermehrte Produktion von Ohrenschmalz. Die Absonderungen riechen faulig.

Causticum

Charakter Stark mitfühlend. Erträgt keine Ungerechtigkeiten. Stottern bei Erregtheit.
Modalitäten Verschlimmerung: trockene, kalte Luft, rauer Wind; Besserung: Wärme, feuchtes, nasses Wetter

Conium **Symptome** Schmalz hat eine blutrote Farbe und kann eitrig sein.
Charakter Körperliche und geistige Lähmung. Schwäche. Abneigung gegen Gesellschaft.
Modalitäten Verschlimmerung: Anblick bewegter Gegenstände, sich umdrehen; Besserung: Druck, fortgesetzte Bewegung

Lachesis **Symptome** Harte, trockene und blasse bis weiße Absonderungen.
Charakter Redselig, intensiv, leidenschaftlich. Geistig sehr aktiv. Linksseitige Beschwerden.
Modalitäten Verschlimmerung: geringster Druck am Hals, nachts; Besserung: im Freien, kalte Getränke

Pulsatilla **Symptome** Absonderungen sind verhärtet und haben eine fast schwarze Farbe.
Charakter Mild, nachgiebig, liebevoll, schnell in Tränen aufgelöst.
Modalitäten Verschlimmerung: Hitze, warmes Zimmer; Besserung: im Freien, frische Luft

Reisekrankheit

Schon eine kurze Fahrt in Auto oder Bus bzw. Reisen auf See und mit dem Flugzeug verursachen bei manchen Menschen starke Übelkeit bis hin zu Erbrechen.

Apomorphinum **Symptome** Übelkeit mit heftigem Erbrechen. Der Körper und vor allem der Kopf fühlen sich heiß an. Schmerzen zwischen den Schulterblättern. Vermehrte Schweiß-, Tränen- und Speichelabsonderung.

Coccolus **Symptome** Schwindel und Übelkeit beim Auto- oder Bootfahren. Übelkeit beim Anblick eines sich bewegenden Schiffs. Starker Speichelfluss und großer Durst.
Charakter Es besteht eine Abneigung gegen Speisen und den Geruch von Speisen, aber Verlangen nach Getränken, vor allem nach Bier.

Modalitäten Verschlimmerung: im Freien; Besserung: warmes Zimmer, ruhiges Liegen

Symptome Übelkeit oder Erbrechen nach anstrengender Autofahrt. **Nux vomica**
Charakter Der Patient hat sich überanstrengt.
Modalitäten Besserung: Wärme

Symptome Schwindel und Übelkeit mit reichlicher Speichelansammlung im Mund. **Petroleum**
Charakter Leicht erregbare, gereizte Personen. Besorgt über alles.
Modalitäten Besserung: Wärme

Symptome Übelkeit und häufiges Erbrechen bei der geringsten Bewegung. Enorme Schwäche. Der Patient möchte seinen Bauch unbedeckt haben. Das Gesicht ist sehr blass. **Tabacum**
Charakter Mittel gilt als deutlich spezifisch bei akuter starker Übelkeit.
Modalitäten Besserung: frische Luft, Kälte

Schluckauf

Die plötzliche und unwillkürliche Verkrampfung des Zwerchfells löst Einatmungszüge aus, die dann vom Schließen des Kehlkopfs unterbrochen werden.

Symptome Schluckauf während eines Krampfanfalls, begleitet von einem stark aufgetriebenen Magen. Hals und Wirbelsäule werden nach hinten gebogen. **Cicuta virosa**
Charakter Wirkung hauptsächlich bei Epilepsie und Krampfzuständen, vor allem nach Verletzungen an Kopf oder Wirbelsäule.
Modalitäten Verschlimmerung: Berührung, Erschütterung, Zugluft; Besserung: Hitze

Symptome Schluckauf beim Essen, mit Gähnen. Schluckauf während der Schwangerschaft. Stark salziger Geschmack im Mund. **Cyclamen**
Charakter Schläfrig und matt. Selbstvorwürfe und Gewissensbisse. Flackern vor den Augen.
Modalitäten Verschlimmerung: Kälte, fette Speisen; Besserung: Bewegung, während der Menses, warmes Zimmer

Hyoscyamus   Symptome   Schluckauf nachts, nach einer Bauchoperation oder während eines Krampfanfalls.

Charakter   Heftige Ausbrüche von Eifersucht und Misstrauen. Exhibitionismus. Töricht.

Modalitäten   Verschlimmerung: Berührung, Liegen, nachts; Besserung: starkes Bücken

Ignatia   Symptome   Schluckauf als Folge emotionaler Erlebnisse, z. B. Zorn, Enttäuschung, Kummer, Schreck.

Charakter   Patient seufzt und schluchzt. Kloßgefühl im Hals. Zucken um den Mund. Beißt sich in die Zunge.

Modalitäten   Verschlimmerung: Trost, Kaffee, Tabak; Besserung: Veränderung der Lage

Moschus   Symptome   Krampfartiger und nervöser Schluckauf, häufig ausgelöst durch Kälte.

Charakter   Das Mittel ist oft angezeigt bei pubertierenden Mädchen, die in das Erwachsenenalter eintreten.

Modalitäten   Verschlimmerung: Kühle, Kälte, starke Aufregung; Besserung: im Freien

Niccolum   Symptome   Heftiger Schluckauf mit Durst, besonders am Abend. Die Beschwerden kehren periodisch wieder.

Charakter   Schwäche durch Kopfarbeit. Fehlender Appetit.

Nux vomica   Symptome   Schluckauf nach Schwelgerei, mit überreichlichem Essen und Trinken.

Charakter   Reizbares, ehrgeiziges Temperament. Großes Verlangen nach Stimulanzien.

Modalitäten   Verschlimmerung: Kälte, nach dem Essen; Besserung: Wärme, nach kurzem Schlaf

Sulfuricum acidum   Symptome   Schluckauf bei sehr unruhigen und nervösen Menschen, bei Alkoholikern.

Charakter   Patient kann sich nicht entspannen. Alles muss in Eile gemacht werden. Angst, die Dinge nicht rechtzeitig zu erledigen.

Modalitäten   Verschlimmerung: Alkohol, extreme Hitze und Kälte

Schreibkrampf

Überanstrengung beim Schreiben oder eine konstitutionelle Schwäche der Hand- und Fingermuskeln können zu Krämpfen führen.

Symptome Verkrampfung der Hand, als ob die Sehnen verkürzt wären. Unsicherheit in den Handmuskeln. Ziehende Schmerzen.
Charakter Stark mitfühlende Menschen. Allmähliche Lähmungen. Warzenbildung im Gesicht.
Modalitäten Verschlimmerung: trockene, kalte Luft; Besserung: feuchtes Wetter, Wärme, Bettwärme

Causticum

Symptome Krampfartiges Zusammenziehen des rechten Daumens und Zeigefingers.
Charakter Schläfrig, matt. Schuldgefühle, Selbstvorwürfe. Durstlos.
Modalitäten Verschlimmerung: Kälte, frische Luft; Besserung: Wärme, warme Anwendungen, Bewegung

Cyclamen

Symptome Krämpfe in den Fingern durch fortgesetzte Überanstrengung. Nach stundenlangem Schreiben, Nähen, Klavierspielen.
Charakter Extrovertiert, nervös, empfindlich. Ausstrahlender Schmerz.
Modalitäten Verschlimmerung: Kälte; Besserung: Wärme, Zusammenkrümmen der Finger, fester Druck

Magnesium phosphoricum

Symptome Krampfartige Schmerzen in der Hand und den Fingern. Spannungsgefühl in den Händen. Ziehender Schmerz, der in den Schultern beginnt und sich bis in die Finger erstreckt.
Charakter Neigung zu Knochen- und Gelenkschmerzen. Patient geht nach vorne gebeugt.
Modalitäten Verschlimmerung: feuchte Kälte, Berührung

Manganum

Symptome Krämpfe und Muskelzucken beim Halten eines Stifts. Fingerkrämpfe und Lähmung beim Tippen. Die Handflächen sind brennend heiß.
Charakter Traurig, ängstlich. Der Patient ist schnell entmutigt. Menschenscheu. Große Schwäche, die sich durch Sprechen verschlimmert.
Modalitäten Verschlimmerung: Gebrauch der Stimme; Besserung: Zusammenkrümmen, starker Druck

Stannum

Sulfuricum acidum   **Symptome** Fingerzucken beim Schreiben. Zittern und Schwäche. Lähmungsartiges Zusammenziehen der Hand.
Charakter Sehr nervöse Menschen. Alles muss in Eile getan werden.
Modalitäten Verschlimmerung: extreme Hitze oder Kälte, Alkohol

Sehnenentzündung

Die typischen Merkmale dieser Entzündung sind Rötung, Schwellung, Erwärmung und Schmerz.

Anacardium   **Symptome** Die betroffene Stelle fühlt sich fest umwickelt an.
Charakter Schwaches Gedächtnis und Gedächtnisverlust. Kein Realitätsgefühl. Bedürfnis, sich zu beweisen.
Modalitäten Besserung: Essen

Rhododendron   **Symptome** Entzündungserscheinungen, die sich verschlimmern bei windigem oder gewittrigem Wetter.
Charakter Patient kann nur mit gekreuzten Beinen schlafen. Die allgemeine Verschlimmerung bei Sturm ist ein sicheres Leitsymptom.
Modalitäten Verschlimmerung: Sturm, Gewitter, beginnende Bewegung; Besserung: fortgesetzte Bewegung

Rhus toxicodendron   **Symptome** Das erste Mittel der Wahl. Heftige, reißende Schmerzen in den Sehnen und Bändern durch Überanstrengung, plötzliche Abkühlung nach Schwitzen oder die Einwirkung feuchter Kälte.
Charakter Ruhelosigkeit. Patient möchte dauernd die Lage wechseln und die betroffenen Teile bewegen. Ängstlich, vor allem nachts.
Modalitäten Verschlimmerung: beginnende Bewegung; Besserung: fortgesetzte Bewegung

Sonnenstich

Darunter versteht man Kopfschmerzen, Schwindel, Übelkeit und Brechreiz nach längerer intensiver Sonneneinstrahlung, meist auf den unbedeckten Kopf.

Aconitum   **Symptome** Plötzliche und heftig auftretende Symptome. Blutandrang im Kopf mit großer Hitze. Schwindel beim Aufstehen. Rotes Gesicht, das beim Aufstehen sehr blass wird.

Charakter Der Patient ist extrem ruhelos und ängstlich.
Modalitäten Besserung: im Freien

Symptome Das Gesicht ist dunkelrot, aufgedunsen und feucht, die Augen starren, die Zunge ist weiß. Starker Druck im Kopf. Schwindel mit Verwirrung.
Charakter Es besteht eine absolute Unverträglichkeit von Hitze oder Wärme am Kopf.
Modalitäten Verschlimmerung: Sonne, Wärme, Bewegung; Besserung: Kopf hoch lagern, kalte Anwendungen

Glonoinum

Symptome Heftige Kopfschmerzen, mit Flackern vor den Augen. Blasses Gesicht.
Charakter Patient redet ununterbrochen. Geistig überaktiv, hektisch.
Modalitäten Verschlimmerung: geringster Druck am Hals, im Zimmer; Besserung: im Freien, kalte Getränke

Lachesis

Symptome Große Schwäche durch Sommerhitze. Öfter wiederkehrende Sonnenstiche. Chronische Folgen eines Sonnenstichs.
Charakter Sehr sensibel und empfindlich gegenüber Geräuschen. Mitfühlend, verschlossen, selbstlos.
Modalitäten Verschlimmerung: Sommerhitze

Natrium carbonicum

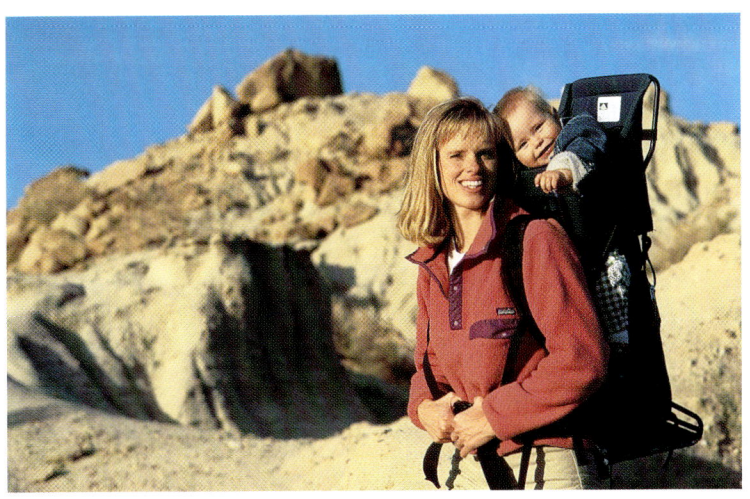

Denken Sie bei einem Aufenthalt in der prallen Sonne immer an geeignete Kopfbedeckung. Besonders Kinder müssen sorgsam und ausreichend vor zu viel Strahlung geschützt werden.

Tennisarm

Dabei handelt es sich um eine schmerzhafte entzündliche Erkrankung der Muskeln, Sehnen oder Gelenkteile im Ellbogenbereich.

Ambra grisea   **Symptome** Lähmungsartiges Ziehen im Ellbogen. Taubheitsgefühl. Der Ellbogenknochen schmerzt bei Berührung.
Charakter Schüchtern mit großer Abneigung gegen Gesellschaft. Nervös, ängstlich, voller Sorgen.
Modalitäten Besserung: langsame Bewegung im Freien

Rhus toxicodendron   **Symptome** Das erste Mittel der Wahl. Das Gelenk ist heiß und schmerzhaft geschwollen. Gelenkköpfe sind schmerzhaft bei Berührung. Ausstrahlender Schmerz. Beginnende Bewegung sehr schmerzhaft, aber fortgesetzte Bewegung bessert die Beschwerden.
Charakter Große Ruhelosigkeit. Patient möchte den betroffenen Arm dauernd bewegen.
Modalitäten Verschlimmerung: Nässe, Kälte, Entblößen, Zugluft; Besserung: Wärme, warmes Einhüllen, warme Getränke

Verheben

Bestimmte Menschen neigen dazu, sich aufgrund ihrer Konstitution leicht zu verheben und dauernd von Rückenschmerzen geplagt zu sein.

Calcium carbonicum   **Symptome** Eine ungenügende Kalziumverwertung ist möglicherweise Ursache der Schwäche im Bewegungsapparat. Verletzungen des Rückgrats durch Heben.
Charakter Schlaffe Personen mit Neigung zur Korpulenz. Verlangen nach weich gekochten Eiern, Salz, Süßem. Abneigung gegen Milch.
Modalitäten Verschlimmerung: Kälte, Anstrengung, Milch; Besserung: Liegen auf der schmerzhaften Seite

Graphites   **Symptome** Starke Schmerzen in den Lenden. Zusammenziehender Schmerz, vor allem im oberen Bereich.
Charakter Fettleibigkeit mit starker Neigung zu Hautbeschwerden. Patient sieht überall Schwierigkeiten. Weinen bei Musik. Immer hungrig.
Modalitäten Verschlimmerung: Kälte, körperliche Anstrengung, helles Licht; Besserung: Dunkelheit, Einhüllen, heiße Milch

Symptome Rücken- und Kreuzschmerzen, oft begleitet von zusammenschnürendem Schmerz im Bauch. Verkrümmung der Wirbelsäule. Brennen zwischen den Schulterblättern. Rückenschmerzen mit erschwerter Atmung, vor allem im Sitzen.
Charakter Hochmütig, diktatorisch zu Hause. Leicht beleidigt. Aufgeblähte Verdauungsorgane. Rechtsseitige Beschwerden.
Modalitäten Verschlimmerung: Wärme, Druck der Kleidung; Besserung: warme Getränke, Bewegung

Lycopodium

Symptome Nächtliche Verschlimmerung der Schmerzen, die zum Aufstehen zwingt. Schmerzen beim Sitzen und beim Stuhlgang.
Charakter Ehrgeizig, reizbar. Verträgt keine Geräusche oder Licht. Verlangen nach Stimulanzien.
Modalitäten Verschlimmerung: Kühle, Kälte, Berührung; Besserung: starker Druck

Nux vomica

Symptome Die Ursache ist oft Nässe oder Kälte. Verletzung des Rückgrats durch Heben. Schmerzen und Steifheit im Kreuz. Der Patient möchte auf harter Unterlage liegen.
Charakter Innerliche und äußerliche Ruhelosigkeit. Ängstlichkeit nachts, muss aufstehen. Patient möchte ständig die Lage wechseln.
Modalitäten Verschlimmerung: beginnende Bewegung; Besserung: fortgesetzte Bewegung, Hitze, warme Getränke

Rhus toxicodendron

Symptome Beschwerden entstehen oft durch emotionale Überlastung im Haushalt und in der Familie. Gefühl, ausgelaugt zu sein. Große Schwäche in der Kreuzbeingegend. Stark ausstrahlende Schmerzen.
Charakter Meist angezeigt bei Frauen. Starkes Verlangen, allein zu sein. Weinen beim Erzählen der Beschwerden.
Modalitäten Verschlimmerung: Kälte, Sitzen, Trost; Besserung: Bewegung, Beschäftigung, Wärme

Sepia

Venenentzündung

Entzündungen der oberflächlichen Venen können leicht auf die tiefer liegenden Blutgefäße übergreifen und Blutgerinnsel bilden. Die Behandlung muss deshalb unbedingt durch einen Arzt oder Heilpraktiker erfolgen. Die nachfolgenden Mittel können als erste Hilfe dienen.

Aconitum   **Symptome** Plötzlich und heftig auftretende Symptome, häufig von Fieber begleitet.
Charakter Angezeigt im ersten Stadium der Entzündung. Kalter, trockener Wind ist oft der Auslöser.
Modalitäten Verschlimmerung: nachts

Apis   **Symptome** Die betroffene Vene ist stark geschwollen, die Haut ist heiß, von rosaroter Farbe und sehr schmerzhaft. Unverträglichkeit von Hitze und Berührung.
Charakter Brennende und stechende Schmerzen, ödematöse Schwellungen sind typisch. Der Patient ist durstlos.
Modalitäten Verschlimmerung: Hitze, Berührung, Druck; Besserung: Kälte, kalte Anwendungen

Arsenicum album   **Symptome** Die Venen fühlen sich heiß an. Nachts ist das Hitzegefühl am schlimmsten. Der Körper ist kalt, aber Patient fühlt inneres Brennen.
Charakter Große Unruhe und Angst, vor allem beim Alleinsein. Pingelig. Großer Durst, aber Patient trinkt nur kleine Schlucke.
Modalitäten Verschlimmerung: Kälte; Besserung: im Allgemeinen Wärme, aber kalte Anwendungen können örtliche Symptome bessern

Hamamelis   **Symptome** Die Venen sind prall gefüllt, bluten leicht und sind sehr schmerzhaft.
Charakter Eines der Hauptmittel bei Venenentzündung.
Modalitäten Verschlimmerung: feuchte, warme Luft

Rhus toxicodendron   **Symptome** Entzündung als Folge einer Verletzung der Vene.
Charakter Der Patient ist ausgesprochen ruhelos und möchte ständig die Lage wechseln.
Modalitäten Verschlimmerung: Kälte, nachts; Besserung: warme Anwendungen

Vipera berus   **Symptome** Venenentzündung mit sehr starker Schwellung und Schmerzen. Patient hat das Gefühl, als ob die Vene bersten würde, wenn er das Bein oder den Arm herabhängen lässt.
Charakter Verschlimmerung durch Herabhängen des betroffenen Körperteils ist typisch.

Wachstumsschmerzen

Einige Mittel können besonders in der Wachstumsphase eines Menschen angezeigt sein, vor allem, wenn die dabei mitunter auftretenden Schmerzen schubweise einsetzen.

Symptome Wachstumsschmerzen bei Personen mit später Entwicklung der Knochen. Langsame Knochenheilung nach Arm- oder Beinbrüchen.
Charakter Anämische Kinder, unzufrieden, ohne Motivation. Seufzen ist sehr typisch.
Modalitäten Verschlimmerung: geistige Anstrengung, schlechtes Wetter; Besserung: Liegen, warmes, trockenes Wetter

Calcium phosphoricum

Symptome Wachstumsschmerzen, die sich bessern bei kalten Anwendungen. Zu schnelles Wachstum. Muskeln sind hart und verspannt, vor allem im Nacken und in den Schultern. Verkürzung der Kniesehnen.
Charakter Allgemein unangenehmer Körpergeruch. Abneigung gegen Bewegung. Verlangen nach Äpfeln.
Modalitäten Verschlimmerung: Hitze, Bewegung; Besserung: Kälte

Guajacum

Symptome Zu schnelles Wachstum führt zu Schmerzen, vor allem in den Unterschenkeln.
Charakter Patient fühlt sich geistig und körperlich überfordert, ausgebrannt. Apathie und Gleichgültigkeit.
Modalitäten Verschlimmerung: Kälte; Besserung: Wärme

Phosphoricum acidum

Warzen

Hautwucherungen im Jugendalter verschwinden oft so plötzlich, wie sie gekommen sind. Verschiedene ausgeprägte Formen können auf ein bestimmtes Mittel hindeuten.

Symptome Glatte, hornig aussehende Warzen.
Charakter Der Patient verträgt es nicht, angesehen zu werden. Sentimentale Stimmung bei Mondschein. Mürrische Kinder. Sehr empfindliche Fußsohlen.
Modalitäten Verschlimmerung: kaltes Baden, Sommerhitze; Besserung: im Freien, Ruhe

Antimonium crudum

Calcium carbonicum
Symptome Fleischige Warzen, oft von Geschwüren umgeben. Rote, runde oder hohl werdende Warzen. Manchmal kommt es zur Eiterung.
Charakter Schlaffe Personen, die zum Dickwerden neigen. Schwitzen bei geringer Anstrengung. Große Ängste.
Modalitäten Verschlimmerung: Kälte, Baden, Milch; Besserung: trockenes Wetter

Causticum
Symptome Gestielte, gezackte, leicht blutende oder eiternde Warzen. Warzen um die Nägel und im Gesicht, auf den Augenlidern.
Charakter Idealistisch. Erträgt keine Ungerechtigkeit. Gefühl, als wären Muskeln und Sehnen zu kurz.
Modalitäten Verschlimmerung: trockener, kalter Wind, raues, windiges Wetter; Besserung: Wärme, kalte Getränke

Dulcamara
Symptome Große, glatte, flache Warzen auf den Handrücken.
Charakter Willensstarke Personen, die andere kontrollieren wollen. Anfällig für Erkältungen durch plötzlichen Temperaturwechsel.
Modalitäten Verschlimmerung: feuchte und kalte Luft

Nitricum acidum
Symptome Gestielte Warzen, groß, weich, gezackt und leicht blutend oder nässend. Warzen können stechend schmerzen oder jucken.
Charakter Unzufrieden, egoistisch und verbittert.
Modalitäten Verschlimmerung: Kälte, Berührung; Besserung: Fahren im Auto, gleitende Bewegungen

Silicea
Symptome Harte, schmerzhafte und manchmal eiternde Warzen.
Charakter Milde, schüchterne, aber eigensinnige Personen. Peinlich genau in Kleinigkeiten. Starker Fußschweiß.
Modalitäten Verschlimmerung: Kälte, Zugluft; Besserung: Wärme, warmes Einhüllen

Thuja
Symptome Große, flache, juckende, nässende oder leicht blutende Warzen. Unangenehmer Geruch. Gestielte und gezackte Warzen. Kleine, stechend schmerzende Warzen.
Charakter Geringes Selbstwertgefühl. Patient hat das Gefühl, nicht liebenswert zu sein. Zeigt der Außenwelt ein vorgefertigtes Bild von sich.
Modalitäten Verschlimmerung: feuchte Kälte; Besserung: Wärme

Zahnschmerzen

Es gibt so viele Ursachen für Zahnschmerzen, dass eine umfassende Beschreibung ein ganzes Kapitel füllen könnte. Deshalb erfolgt hier die Beschränkung auf Mittel, die bei Schmerzen nach Zahnfüllungen und Schmerzen durch Wärme oder Kälte angezeigt sein können.

Symptome Kalte Getränke lösen Zahnschmerz aus. Das Zahnfleisch blutet leicht und weicht von den Zähnen zurück. Die Zunge ist dickschichtig weiß belegt.
Charakter Sehr reizbar. Patient möchte nicht berührt oder angesehen werden. Starker Esser, mit Verlangen nach sauren Sachen. Unverträglichkeit von Hitze und Kälte.
Modalitäten Verschlimmerung: Hitze, Kälte

Antimonium crudum

Symptome Schmerzen nach Zahnarztbesuch. Wundes Gefühl nach einer Füllung und große Empfindlichkeit gegenüber Berührung.
Charakter Schmerzen machen den Patienten extrem reizbar. Große Furcht vor Berührung der schmerzhaften Stelle. Möchte in Ruhe gelassen werden.
Modalitäten Verschlimmerung: Berührung, Erschütterung

Arnica montana

Symptome Schmerzen, vor allem durch warme Getränke. Zahnschmerz nach Kaffee.
Charakter Patient ist sehr reizbar, überempfindlich gegen Schmerz. Ein Kind will getragen werden. Patient ist heiß und durstig. Eine Wange ist rot, die andere blass.
Modalitäten Verschlimmerung: Kaffee, Hitze, nachts; Besserung: Umhergetragenwerden bei Kindern

Chamomilla

Symptome Zahnschmerz durch warme Getränke. Schmerz bessert sich, wenn der Patient eiskaltes Wasser in den Mund nimmt. Zahnschmerz erstreckt sich bis in die Fingerspitzen.
Charakter Der Patient ist übererregt und geistig überaktiv. Geschärfte Sinne. Trotz großem Hitzegefühl möchte er sich nicht im Freien an der frischen Luft aufhalten.
Modalitäten Verschlimmerung: Berührung, Geräusche, im Freien, Kälte; Besserung: Eiswasser im Mund, Wärme

Coffea

Hepar sulfuris   **Symptome** Zahnschmerz durch kalte Getränke. Das Zahnfleisch blutet leicht und ist sehr empfindlich gegenüber Berührung. Große Neigung zu Eiterungen.
Charakter Patient ist äußerst empfindlich gegenüber Berührung, Kälte und Schmerz. Sehr schnell verärgert, heftig auffahrend.
Modalitäten Verschlimmerung: Kälte, Abkühlung; Besserung: Wärme

Kalium carbonicum   **Symptome** Kalte Getränke lösen Zahnschmerzen aus. Die Schmerzen sind stechend, schneidend. Leicht eiterndes Zahnfleisch, das von den Zähnen zurückweicht. Fauliger Geschmack und viel Speichel im Mund.
Charakter Schwellung der oberen Augenlider. Pflichtbewusste Patienten. Der Verstand kontrolliert die Gefühle. Starkes Schwitzen, empfindlich gegenüber Zugluft. Hitzewallungen nach warmen Speisen.
Modalitäten Verschlimmerung: nachts von etwa zwei bis vier Uhr, Kälte; Besserung: Wärme

Lachesis   **Symptome** Zahnschmerz sowohl durch warme als auch kalte Getränke. Bis in die Ohren ausstrahlende Schmerzen. Leicht blutendes Zahnfleisch. Das Blut ist sehr dunkel. Zittern der Zungenspitze beim Herausstrecken der Zunge.
Charakter Große Redelust. Geistig sehr aktiv, leidenschaftlich. Willensstark, fanatisch, eifersüchtig. Alle Beschwerden sind meist linksseitig.
Modalitäten Verschlimmerung: nachts im Schlaf, morgens beim Aufstehen, Hitze, leichtester Druck am Hals; Besserung: im Freien

Natrium muriaticum   **Symptome** Zahnschmerzen durch kalte Getränke. Taubheitsgefühl in der Zunge.
Charakter Verschlossene Patienten. Abneigung gegen Gesellschaft. Stiller Kummer, aber Trost verschlimmert. Starkes Verlangen nach Salz.
Modalitäten Verschlimmerung: Hitze; Besserung: im Freien

Nux vomica   **Symptome** Zahnschmerz nach Füllung, wenn die Nerven betroffen sind. Geschwollenes, weißes Zahnfleisch, leicht blutend.
Charakter Reizbar, streitsüchtig. Sehr empfindlich gegenüber Geräuschen, Gerüchen, Licht. Verlangen nach Stimulanzien.
Modalitäten Verschlimmerung: Kälte, Zugluft; Besserung: kurze Schlafpausen, Ruhe, warme Getränke

Symptome Zahnschmerzen durch warme Getränke. Besserung durch Spülen des Munds mit kaltem Wasser. Zunge ist gelb oder weiß belegt. Übler Mundgeruch.

Charakter Mild, herzlich, nachgiebig, gefühlsbetont. Schnell in Tränen aufgelöst und schnell wieder fröhlich. Starkes Bedürfnis nach Frischluft und Aufenthalt im Freien.

Modalitäten Verschlimmerung: Wärme, warmes Zimmer, fette, reichhaltige Speisen; Besserung: Kälte, kalte Anwendungen, im Freien, kalte Speisen und Getränke

Pulsatilla

Symptome Zahnschmerz durch kalte Getränke. Warme Getränke bessern die Schmerzen. Die Zähne fühlen sich verlängert an. Wundes Zahnfleisch. Zunge ist weiß belegt, außer einer roten, dreieckigen Stelle an der Spitze.

Charakter Innerliche und äußerliche Ruhelosigkeit. Patient möchte sich dauernd bewegen, die Lage wechseln. Große Ängste, vor allem nachts. Emotionale Zurückhaltung.

Modalitäten Verschlimmerung: Nässe, Kälte, feuchtes Wetter, nachts; Besserung: warme Getränke, Wärme, warme Anwendungen, intensive Bewegung

Rhus toxicodendron

Symptome Zahnschmerz durch warme Getränke. Schmerzen sind abends und im Liegen schlimmer. Zunge ist weiß belegt. Fauliger Geschmack im Mund.

Charakter Dringendes Verlangen, allein gelassen zu werden. Gleichgültig gegenüber der eigenen Familie. Großes Selbstmitleid, weint über sein Schicksal.

Modalitäten Verschlimmerung: Kälte; Besserung: Bewegung, Tanzen

Sepia

Symptome Heftige Zahnschmerzen durch kalte Nahrungsmittel und kalte Getränke. Zunächst schwarz werdende Zähne, die schließlich sogar zerbröckeln können.

Charakter Schüchterne, sehr nachgiebige Patienten, die ihren Gram verdrängen. Sehr romantisch, mit leicht verletzbaren Gefühlen. Als Folge kommt es häufig zu heftigen Wutausbrüchen.

Modalitäten Verschlimmerung: Gemütsbewegungen, kalte Getränke; Besserung: Wärme

Staphisagria

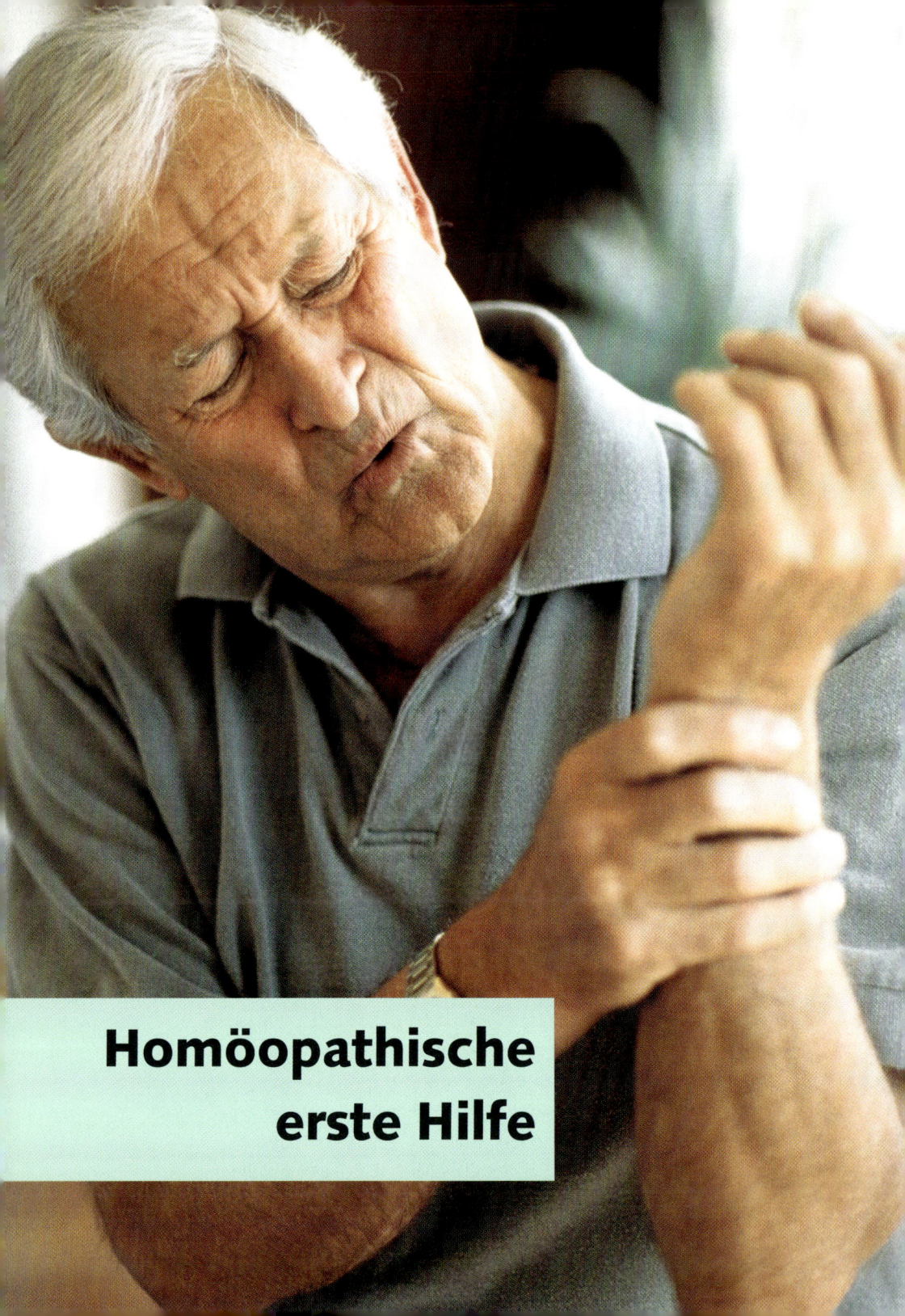

Homöopathische erste Hilfe

Natürlich schnell und effektiv

Zur Behandlung aller möglicher Verletzungen, die uns im täglichen Leben begegnen, verfügt die Homöopathie über eine ganze Palette wirkungsvoller Arzneien. Wo und wie diese einzusetzen sind, wird in diesem Kapitel ausführlich beschrieben.

Die Behandlung schwerer Unfallfolgen sollte unbedingt prinzipiell der Schulmedizin überlassen werden, die hierfür optimal ausgestattet ist. Aber wenn ein Arzt oder Notarzt nicht gleich zur Stelle sein kann und man auf Maßnahmen in eigener Regie angewiesen ist, kann auch homöopathisch effektiv erste Hilfe geleistet werden. Ebenso hilfreich ist sie in der Nachbehandlung, z. B. um die Wundheilung zu beschleunigen, Operationsfolgen zu lindern oder die Knochenbildung nach einem Bruch anzuregen.

Homöopathische Arzneien zeigen ihre Stärke auch in vielen Notsituationen: so z. B. bei Schockzuständen und Verletzungen, bei Zerrungen, Prellungen und Brüchen oder bei ersten Maßnahmen nach Unfällen in Haus und Garten.

Mittelgabe

Verletzungen sind akute Eingriffe in den Organismus, die mit einem hohen Energieumsatz einhergehen. Zur Heilung oder Linderung müssen die homöopathischen Gaben deshalb öfter wiederholt werden, um den erhöhten Bedarf an energetischer Unterstützung zu decken. Am besten nimmt man das benötigte Mittel in der C30-Potenz (Dosierung siehe Seite 28f.) und verabreicht es im Abstand von zwei Stunden. Ist der Zustand des Patienten sehr kritisch, müssen die Gaben öfter wiederholt werden, beispielsweise alle 15 Minuten. Sobald eine Besserung eintritt, soll die Einnahme unbedingt sofort beendet werden!

Schlag, Prellung, Quetschung

Es gibt in der Homöopathie einige Mittel, die in ihrem Wirkungsbereich bestimmten Gewebearten zugeordnet werden können. Ist das Nervengewebe betroffen, wird sehr häufig Hypericum gebraucht, während Ruta vor allem bei Knochenhaut- und Sehnenverletzungen zum Einsatz kommt. Ist das weiche Bindegewebe betroffen, wird in den meisten Fällen Arnica gebraucht. Bei Verletzungen, egal welcher Art, ist es deshalb wichtig herauszufinden, welches Gewebe verletzt ist. Gelingt das nicht, dann fängt man am besten mit Arnica an. Dieses Mittel ist nach einem Unfall ohnehin immer dann zu verabreichen, wenn sich der verletzte Körperteil wie zerschlagen anfühlt, der Patient ihn absolut nicht bewegen möchte, oder wenn große Angst vor jeglicher Berührung besteht.

Prellung der weiblichen Brust

Das hilft bei Brustprellung

▶ **Arnica** Das erste Mittel der Wahl, zu verabreichen unmittelbar nach der Verletzung.

▶ **Bellis perennis** Wenn Arnica keine oder unzureichende Wirkung zeigt, ist Bellis perennis ein gutes Folgemittel. Beide Arzneien fördern die Auflösung von Blutergüssen im Bindegewebe.

▶ **Conium** Wenn nicht das Bindegewebe, sondern das Drüsengewebe der Brust betroffen ist, soll Conium angewendet werden. Wenn sich nach einem Schlag oder Stoß Knoten und Verhärtungen in der Brust bilden, die nicht mehr verschwinden, ist das ein wahlanzeigendes Symptom für dieses Mittel.

Blaues Auge

Das hilft bei blauem Auge

▶ **Arnica** Sofort nach dem Schlag zu verabreichen, wenn noch keine Verfärbung aufgetreten ist.

▶ **Ledum** Nachdem die Verfärbung eingesetzt hat.

▶ **Symphytum** Wenn ein starker Schmerz im Augapfel auftritt.

Schienbeinprellung

Das hilft bei Schienbeinprellung

▶ **Ruta** Wenn die Knochenhaut verletzt wurde, oder wenn sich nach einer Verletzung an der Knochenhaut empfindliche Knötchen bilden.

▶ **Symphytum** Nur anzuwenden, wenn Schmerzen bestehen bleiben, nachdem die Prellung schon längst abgeheilt ist.

Gehirnerschütterung

Das hilft bei Gehirnerschütterung

▶ **Arnica** Das erste Mittel nach einer Gehirnerschütterung, wenn nur der Kopf betroffen ist.

▶ **Hypericum** Wenn auch die Wirbelsäule im Nackenbereich in Mitleidenschaft gezogen wurde.

▶ **Cicuta** Wenn heftige Krampfanfälle auftreten.

▶ **Opium** Wenn nach der Gabe von Arnica Benommenheit bestehen bleibt und die Kopfschmerzen ständig zunehmen.

▶ **Natrium sulfuricum** Wenn nach einer überstandenen Gehirnerschütterung Dauerkopfschmerzen zurückbleiben.

Das hilft bei Gehirnerschütterung

Gequetschte Fingerspitze

▶ **Hypericum** Ein sehr gutes Mittel für Nervenverletzungen aller Art; die Fingerspitzen sind reich an sensiblen Nerven.

Das hilft bei gequetschtem Finger

Sturz auf das Steißbein

▶ **Hypericum** Wenn die Schmerzen stark und heftig ausstrahlen.

▶ **Bellis perennis** Wenn Bewegung und Reiben den Schmerz lindern.

Das hilft bei Steißbeinschmerzen

Blutungen, Wunden

Der Verlust größerer Blutmengen kann lebensbedrohlich sein und muss mit allen Mitteln verhindert werden. Während sich eine arterielle Blutung mit einem Druckverband meist noch bezwingen lässt, können z. B. Scherben zersplitternden Glases so viele Blutstellen verursachen, dass sie kaum zu behandeln sind. In so einem komplizierten Fall kann Phosphorus lebensrettend sein. Es gibt jedoch noch eine Vielzahl anderer Arzneien, die nach homöopathischen Kriterien bei Blutungen eingesetzt werden können.

Bluterguss

▶ **Arnica** Der Umfang ist meist begrenzt, und die Blutung betrifft vor allem die kleinen Blutgefäße. Die Stelle ist sehr schmerzempfindlich, und der Patient hat Angst vor Berührung.

▶ **Hamamelis** Bei großflächigeren Blutergüssen. Es handelt sich meist um eine Verletzung einer größeren Vene mit starkem Blutandrang und Druckschmerz. Der Patient reagiert ähnlich empfindlich wie bei Arnica.

Das hilft bei Bluterguss

Unkomplizierte Wunden, Risswunden

▶ **Calendula** Die Wunde ist äußerlich mit einer wässrigen Calendulalösung (Ringelblume) zu behandeln. Das potenzierte Calendula, oral eingenommen, verstärkt die Wirkung.

Das hilft bei einfachen Wunden

▶ Hypericum Ist nervenreiches Gewebe betroffen, sollten Umschläge mit einer Johanniskrautlösung gemacht und die homöopathische Form dieses Heilkrauts oral eingenommen werden.

▶ Arnica Kann in vielen Fällen wirksam sein, aber sollte bei verletzter Haut nicht äußerlich angewendet werden, da es möglicherweise Entzündungen auslöst.

▶ Hamamelis Wenn die verletzte Stelle nicht aufhört zu bluten und sehr schmerzhaft bleibt.

Stich- und Schnittwunden

Das hilft bei
Stich- und
Schnittwunden
▶ Ledum Wenn sich die verletzte Stelle kalt anfühlt und Kälte die Schmerzen lindert. Ledum beugt auch einer Tetanusinfektion vor.

▶ Hypericum Wenn die Wunde in nervenreichem Gewebe liegt, z. B. im Finger. Wirkt ebenfalls als Tetanusprophylaxe.

▶ Staphisagria Bei Verletzungen, die durch Glas oder durch ein scharfes Messer verursacht wurden.

Bisswunden

Das hilft bei
Bisswunden
▶ Lachesis Nach Schlangenbissen; wenn die Haut brennend heiß wird und sich blau verfärbt. Der Patient ist äußerst erregt.

▶ Ledum Nach Schlangenbissen; wenn die Haut um die Bissstelle herum kalt wird und der Patient fröstelt.

▶ Lyssinum Beim Biss eines Hundes, auch wenn dieser tollwütig ist.

▶ Hypericum Wenn es ein Biss in nervenreiches Gewebe ist.

Splitter

Das hilft bei
Splittern
▶ Silicea Wenn die verletzte Stelle vielleicht schon eitert, aber nicht besonders schmerzhaft ist.

▶ Hepar sulfuris Wenn die Stelle heiß, geschwollen und äußerst schmerzhaft ist, unter Umständen auch eitert.

Blutvergiftung

Das hilft bei
Blutvergiftung
▶ Ledum Im Anfangsstadium, wenn die Lymphgefäße von der entzündeten Stelle aus auf der Haut als rote Streifen sichtbar werden. Wärme verschlimmert dabei den Schmerz.

▶ Hepar sulfuris Wenn es eine Situation wie oben betrifft, aber warme Anwendungen die Schmerzen lindern.

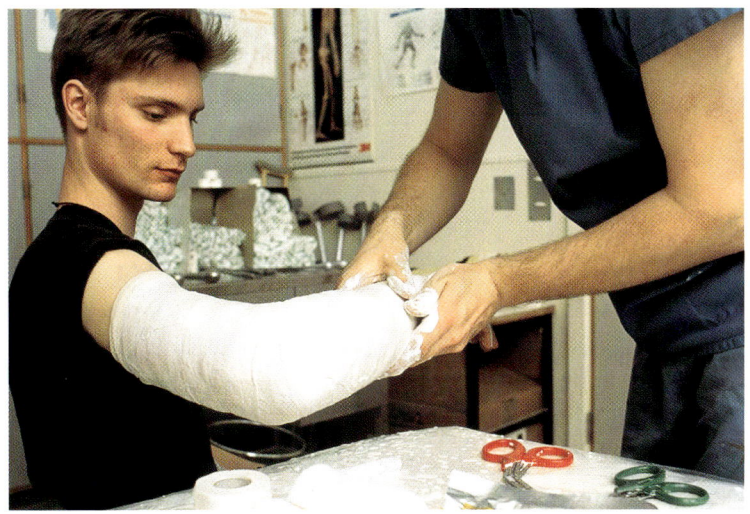

Ein Knochenbruch verursacht starke Schmerzen und Schwellungen an der Bruchstelle und deren Umgebung. Homöopathika können die Zeit bis zur fachkundigen Behandlung durch einen Arzt über-brücken helfen.

Knochenbrüche

Ärztliche Hilfe ist im Fall eines Knochenbruchs so schnell wie möglich geboten, aber unter Umständen kann längere Zeit vergehen, bis sich ein Facharzt um die Verletzung kümmern kann. In solchen Fällen ist das Unfallopfer auf erste Hilfe angewiesen. Wichtig ist immer, den Bruch so wenig wie möglich zu bewegen, ihn ruhig zu stellen und ihn, falls möglich, mit einer Schiene zu fixieren. Eventuelle Wunden müssen versorgt werden. Zusätzlich gibt es einige homöopathische Arzneien, die in einer solchen Notfallsituation Linderung verschaffen können.

▶ **Arnica** Es bestehen Schmerzen, Blutergüsse und blaue Flecken, und die betroffene Stelle ist sehr schmerzhaft. Der Patient verträgt nicht die geringste Berührung oder Bewegung.

Das hilft bei Knochenbrüchen

▶ **Hypericum** Wenn es sich um einen Splitterbruch handelt, bei dem die empfindliche Knochenhaut oder anderes nervenreiches Gewebe verletzt wurden.

▶ **Calcarea phosphorica** Geht die Knochenheilung, nachdem der Bruch im Krankenhaus eingerichtet wurde, zu langsam voran, kann dieses Mittel die Bildung von neuem Knochengewebe anregen.

▶ **Symphytum** Wenn die Fraktur nicht heilt und stechende Schmerzen in der Knochenhaut bestehen.

Das hilft bei Knochenbrüchen

▶ Ruta Wenn die Knochenhautschmerzen anhalten, nachdem der Bruch wieder geheilt ist, oder wenn sich schmerzhafte Knötchen an der Knochenhaut bilden.

▶ Ledum Viele Patienten, die längere Zeit einen Gips tragen müssen, werden früher oder später von heftigem Jucken und Kribbeln geplagt. Hier kann Ledum für die dringend gewünschte Linderung sorgen.

Akutes Herzversagen

Auch in so einem Fall sei nochmals darauf hingewiesen, dass ärztliche Hilfe natürlich so schnell wie möglich gebraucht wird. Befindet man sich jedoch z. B. auf Reisen in einer entlegenen Region oder beim Segeln auf See, können einige homöopathischen Arzneien helfen, die Zeit zu überbrücken, bis ein Arzt Nothilfe leisten kann.

Das hilft bei akutem Herzversagen

▶ Arsenicum album Der Patient ist sehr ängstlich, geistig und körperlich äußerst unruhig. Er hat ständig Durst, trinkt jedoch nur kleine Schlucke. Außerdem verspürt er einen gewaltigen Druck auf der Brust und hat das Gefühl, nicht mehr atmen zu können. Der Patient kann innerlich ein brennendes Gefühl verspüren, aber die Haut ist meist eiskalt. Sein Gesicht ist blass bzw. grau, auch die Lippen sind blass oder durch Sauerstoffmangel bläulich verfärbt.

▶ Carbo vegetabilis Der Patient zeigt nicht die ungeheure Angst eines Arsenicum-Patienten, sondern er ist eher verwirrt und benommen. Obwohl sich die Haut kalt und klebrig anfühlt, möchte der Patient Luft zugefächelt bekommen. Er hat das Bedürfnis, sich abzudecken, obwohl Arme und Beine häufig eiskalt sind.

▶ Antimonium tartaricum Der Patient zeigt sich ohne Hoffnung und außerordentlich müde. Es besteht eine starke Sauerstoffunterversorgung, wodurch sich die Haut nicht nur im Gesicht, sondern auch an den Händen und Nägeln bläulich verfärbt. Der Patient ist durstlos, oder Trinken verschlimmert seinen Zustand. Er verträgt keine Wärme, möchte aber auch keine Luft zugefächelt bekommen, obwohl ein Bedürfnis nach frischer Luft besteht. Die Beine schwellen schnell an, und die Zunge ist sehr oft mit einer dicken Schicht weiß belegt.

▶ Acidum oxalicum Dieses Mittel wird nicht so oft gebraucht wie die anderen drei, kann jedoch von Nutzen sein, wenn bestimmte Symptome in Erscheinung treten. Der Patient ist meist sehr erschöpft und klagt über ein pelziges oder taubes Gefühl in den Beinen oder Füßen. Die Haut ist kalt und klebrig wie bei Carbo vegetabilis, aber die Blaufärbung tritt nur fleckig auf. Die Flecken erscheinen an den Händen oder Nägeln und im Gesicht, vor allem aber am Jochbein. Der Patient liegt ganz still da und verträgt nicht die geringste Bewegung.

Das hilft bei akutem Herzversagen

Darmkolik

Plötzlich und heftig auftretende Krämpfe im Bauchbereich können sehr unterschiedliche Ursachen haben. Die Schmerzen werden durch Gallen- oder Nierensteine hervorgerufen, oder es liegt ein Problem im Darmtrakt vor. Die Möglichkeit eines lebensbedrohlichen Darmverschlusses darf dabei nie übersehen werden, und deshalb sollte die Ursache kolikartiger Beschwerden immer vom Arzt abgeklärt werden. Die nachfolgenden Arzneien sind deshalb auch hier als erste Hilfe, bis der Arzt eintrifft, zu verstehen.

▶ **Aconitum** Wenn die Kolik zum ersten Mal auftritt und regelrechte Todesangst hervorruft. Der Patient fühlt sich innerlich kalt, verträgt jedoch kein warmes Zimmer. Er befürchtet, ohnmächtig zu werden, wenn er sich aufsetzt.

Das hilft bei Darmkolik

▶ **Colocynthis** Der Patient krümmt sich zusammen vor Schmerzen, die sich bei anhaltendem starkem Druck und warmen Anwendungen bessern. Die Schmerzen treten wellenförmig auf und können Schwindel verursachen. Der Patient ist sehr reizbar und ungeduldig. Oft sind Zorn oder Wut Auslöser der Beschwerden.

▶ **Dioscorea** Auch hier steigert sich der Schmerz in regelmäßigen Abschnitten bis zum Höhepunkt und lässt dann wieder nach. Ebenfalls lindern fester Druck und Wärme. Bei diesem Mittel jedoch findet der Patient deutliche Erleichterung, wenn er sich streckt, anstatt sich zusammenzukrümmen.

▶ **Magnesium phosphoricum** Nicht fester Druck, sondern Reiben lindert die Schmerzen. Auch dieser Patient krümmt sich zusammen und reagiert sehr empfindlich auf Kälte und Zugluft. Schwindel ist bei diesem Mittel aber untypisch.

▶ **Lycopodium** Die Schmerzen sind vor allem rechtsseitig lokalisiert oder breiten sich von rechts nach links aus. Der Bauch ist stark aufgebläht und gibt rumpelnde und gluckernde Geräusche von sich.

Das hilft bei Darmkolik ▶ Opium Dieses Mittel ist vor allem beim lähmungsbedingten Darmverschluss (paralytischer Darmverschluss) angezeigt. Meist ist in solchen Fällen die Mitte des Bauchs aufgebläht. Der Patient ist heiß, sein Gesicht dunkelrot und aufgedunsen. Wärme ist für ihn unerträglich, Kälte hingegen bessert seine Beschwerden.

Postoperative Probleme

Nach einer Operation bleiben häufig Beschwerden zurück, die unmittelbare Folge des »gewaltsamen Eindringens« in den Organismus sind. Auch hier kann die Homöopathie eingesetzt werden.

Nasenoperation

Das hilft nach Nasenoperationen ▶ Arnica Der Patient hat nach der Operation das Gefühl, als wäre er mit dem Gesicht gegen eine Wand gerannt. Das Gesicht ist um die Nase herum geschwollen, der Patient bekommt schlecht Luft und ist bedacht darauf, dass niemand die Nase oder das Gesicht berührt.
▶ Symphytum Wenn Arnica keine Besserung bringt.

Kieferoperation

Das hilft nach Kieferoperationen ▶ Arnica Das Gesicht fühlt sich wie zerschlagen an.

Mandeloperation

Das hilft nach Mandeloperationen ▶ Arnica Der Patient will sich nicht bewegen und nicht schlucken. Kalte Anwendungen am Hals und kalte Getränke lindern seine Schmerzen.
▶ Rhus toxicodendron Wenn warme Anwendungen und warme Getränke lindernd wirken. Der Patient hat das Bedürfnis, ständig erleichternde Schluckbewegungen zu machen.
▶ Mercurius Nur angezeigt, wenn kurz nach der Operation ein eitriges, übel riechendes Sekret aus der verletzten Stelle fließt.

Blinddarmoperation

Das hilft nach Blinddarmoperationen ▶ Arnica Der Patient ist schmerzempfindlich und verträgt keine Berührung oder Bewegung. Er ist heiß, aber hat meist nicht viel Durst. Kalte Anwendungen bessern seinen Zustand.
▶ Rhus toxicodendron Der Patient verhält sich ruhelos, wechselt ständig die Lage und ist durstig. Wärme lindert die Schmerzen.

▶ Bryonia Der Patient will sich nicht bewegen, weil sich die Schmerzen dann verschlimmern, und kann Hitze an der Verletzungsstelle verspüren. Er hat eine weiß belegte Zunge und Durst auf große Mengen kalter Getränke.

Das hilft nach Blinddarmoperationen

Augenoperation
▶ Hypericum Das Auge besteht zu einem großen Teil aus Nervengewebe, deshalb ist nach operativen Eingriffen an diesem Organ zuerst an dieses Mittel zu denken.
▶ Aconitum Wenn der Patient sehr aufgeregt ist, wenn man ihm ansieht, dass er ängstlich ist und ihn heftige Schmerzen quälen.
▶ Coccus cacti Wenn ein Patient, dem ein Splitter oder etwas Ähnliches entfernt werden musste, nach der Operation immer noch das Gefühl hat, etwas im Auge zu haben.

Das hilft nach Augenoperationen

Bauchoperation
▶ Ruta Bei Bauchoperationen, vor allem, wenn es tief liegende Stellen betrifft, wird der Rücken oft überdehnt, damit der Chirurg besser in den Bauchraum hineinsehen kann. Nach der Operation verspürt der Patient Schmerzen im Rücken, die er eigentlich nicht mit der Operation in Verbindung bringt. Da hier die Bänder und Sehnen der Rückenmuskulatur in Mitleidenschaft gezogen wurden, wird Ruta helfen.

Das hilft nach Bauchoperationen

Narbenheilung
▶ Staphisagria Verläuft die Narbenheilung mühsam, oder verspürt der Patient stechende Schmerzen in der Narbe, dann ist in vielen Fällen Staphisagria angezeigt. Es kann helfen, die Narbenheilung zu beschleunigen und ausgeglichenes Narbengewebe herzustellen.

Das hilft bei der Narbenheilung

Zerrung, Verrenkung, Verstauchung

Diese Verletzungsarten gehören zu den häufigsten Unfällen. Wenn die betroffene Stelle schnell anschwillt, anormal aussieht oder große Hitze abstrahlt, sollte auf jeden Fall schnellstmöglich ein Arzt aufgesucht werden. Die Homöopathie verfügt allerdings über einige sehr wirksame Arzneien, die bei schwer wiegenden Verletzungen deutliche Linderung der Schmerzen und Beschwerden und in leichteren Fällen auch Heilung bringen können.

Das hilft bei Zerrungen, Verrenkungen und Verstauchungen

▶ Arnica Bei Überdehnungen oder ähnlichen schmerzhaften Verletzungen an Muskeln, Bändern oder Sehnen.

▶ Ledum Bei verstauchtem Fuß und wenn Kälte den Schmerz lindert.

▶ Bryonia Wenn es sich um eine Überanstrengung des Rückens handelt, zeigt Bryonia oft eine bessere Wirkung als Arnica. Auch bei einem Muskelriss hat man die Wahl zwischen diesen beiden Mitteln. Wenn sich die verletzte Stelle wie zerschlagen anfühlt, der Schmerz zwar stark, aber eher dumpf ist, muss Arnica gegeben werden. Sind die Schmerzen jedoch schon bei der geringsten Bewegung heftig stechend, dann spricht das für Bryonia.

▶ Rhus toxicodendron Wurde der Patient eingerenkt, geschient oder eingegipst, können sich weiterhin Beschwerden halten. Wird in diesem Fall die betroffene Stelle oder das Gelenk bei Ruhe steif, und verspürt der Patient zum Anfang der Bewegung Schmerzen, die sich bei fortgesetzter Bewegung bessern, ist dieses Mittel angezeigt.

▶ Ruta Bleiben die Schmerzen nach der Mittelgabe bestehen, oder schreitet die Besserung zu langsam voran, dann kann Ruta als Folgemittel genommen werden.

▶ Bryonia Halten die Schmerzen bei längerem Bewegen an, und werden sie als stechend empfunden, wird Bryonia mehr Erfolg bringen.

Verbrennungen

Verbrennungen und Verbrühungen hinterlassen nicht nur körperlich sichtbare Narben, sondern können auch tief gehende Auswirkungen auf die Psyche des Betroffenen haben. Dessen sollte man sich bewusst sein, vor allem, wenn irgendwann nach solch einer traumatischen Erfahrung Veränderungen im Verhalten auftreten. Sowohl im Akutfall als auch bei der Behandlung von Spätfolgen kann die Homöopathie effektive Hilfe leisten. Die Auswahl hier beschränkt sich auf die unmittelbaren Folgen einer Verbrennung.

Das hilft bei Verbrennungen

▶ Arsenicum album Wenn der Patient äußerst ängstlich und ruhelos ist, stark schwitzt, aber sich seine Haut kalt anfühlt, dann kann dieses Mittel für Linderung sorgen. In diesem Fall verspürt der Patient ein

Brennen. Er ist innerlich kalt, und es geht ihm durch warmes Einhüllen besser. Außerdem ist er sehr durstig, trinkt dabei aber immer nur in sehr kleinen Schlucken.

▶ Cantharis Der Patient reagiert nicht so ängstlich wie bei Arsenicum, sondern eher heftig und aufgeregt. Die verletzte Stelle verursacht sehr starke, brennende Schmerzen, und es bilden sich in kürzester Zeit kleine Bläschen. Oft verspürt der Patient plötzlichen Harndrang, oder es treten Schmerzen beim Wasserlassen auf. Obwohl der Patient brennenden Durst verspürt, will er nicht trinken.

▶ Causticum Diese Arznei kommt meist erst in der Nachbehandlung zum Einsatz. Sie ist angezeigt, wenn die Haut nach der Abheilung rau und wund bleibt. Auch kann sie helfen, wenn die Narben zunächst zwar verheilen, aber nach einiger Zeit wieder zu schmerzen beginnen und möglicherweise sogar aufbrechen.

Das hilft bei Verbrennungen

Die drei Stufen von Verbrennungen

● **Verbrennung ersten Grades**
Die Haut rötet sich und schwillt leicht an; es kommt zu einem Spannungsgefühl und Schmerzen. Die Verletzung heilt narbenlos ab.

● **Verbrennung zweiten Grades (2a)**
Die Haut bildet Blasen. Zellen wurden geschädigt oder zerstört, aber die Regenerationsfähigkeit bleibt erhalten, so dass die Verletzung auch hier narbenlos abheilt.

● **Verbrennung zweiten Grades (2b)**
Die Haut wurde teilweise schwer geschädigt bzw. zerstört; ein Abheilen der Stelle erfolgt deshalb mit deutlicher Narbenbildung.

● **Verbrennung dritten Grades**
Es kommt zu einer völligen Zerstörung der Haut, zum Teil bis in tiefer liegende Gewebeschichten. Die Haut ist durch die Hitzeeinwirkung schwarz verkohlt; eine Regeneration ist nicht möglich. Zerstörte Partien können nur durch eine Transplantation ersetzt werden. Bei über 30 Prozent verbrannter Körperoberfläche kann es zu sehr schwer wiegenden Komplikationen bis hin zur akuten Lebensgefahr kommen.

Bei kleinen Verbrennungen wirken fließend kaltes Wasser oder eine feuchtkalte Kompresse sofort schmerzlindernd.

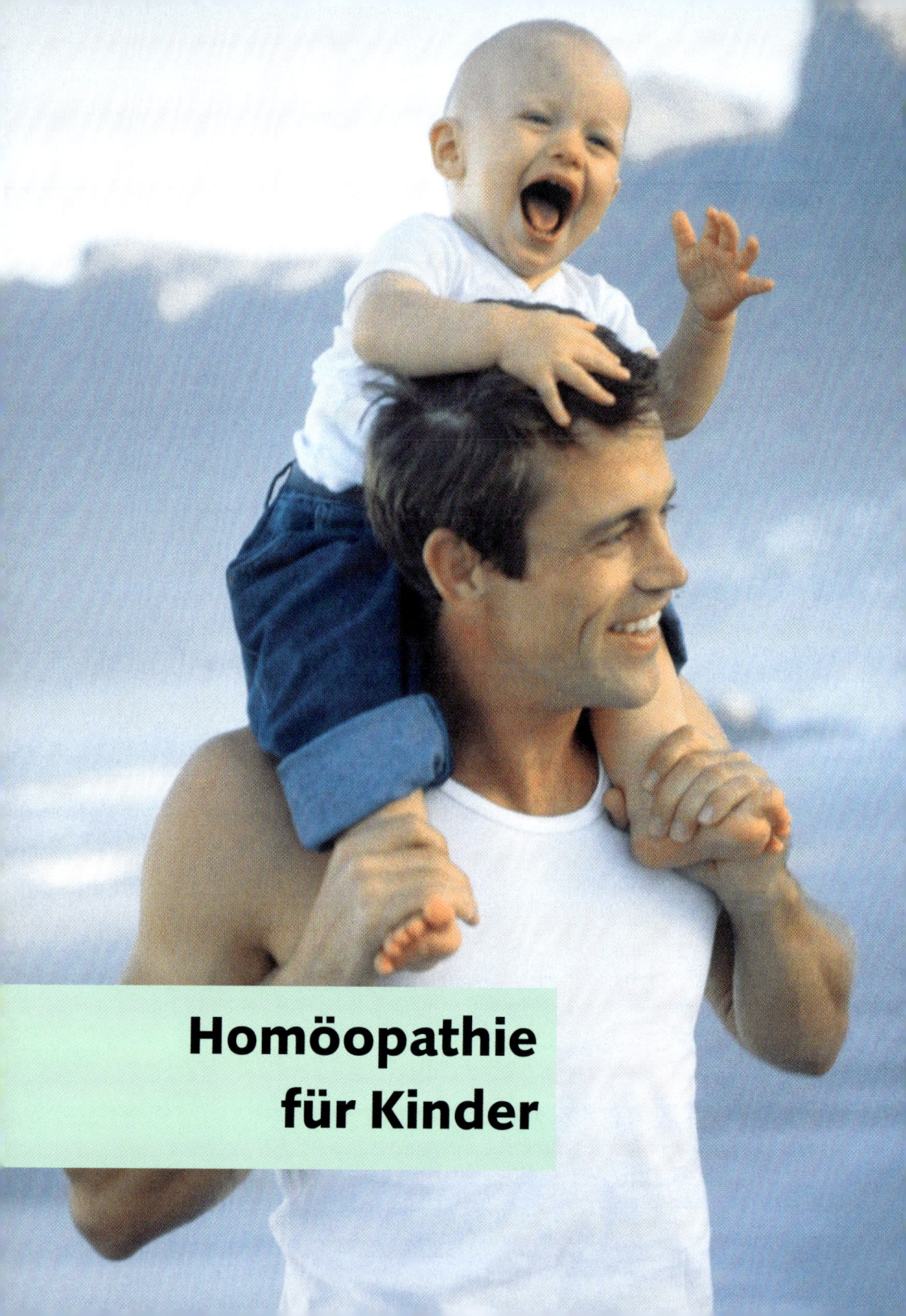

Homöopathie
für Kinder

Gesund von Anfang an

Kinder zu behandeln, vor allem junge Kinder, ist für den Homöopathen eine dankbare Aufgabe. Meist weisen die Jungen und Mädchen in ihren frühen Jahren noch eine starke Tendenz zur Selbstheilung auf und sprechen im Krankheitsfall gut auf die homöopathische Behandlungsmethode an. Das gilt nicht nur für akute Erkrankungen, wie z. B. Erkältung, Masern oder Angina, sondern auch für erblich bedingte Leiden oder solche mit chronischer Tendenz.

Schon kurz nach der Geburt können Eltern, Großeltern und aufmerksam beobachtende Dritte erkennen, aus welchem Holz der neugeborene Weltbürger geschnitzt ist. Nicht nur die körperlichen Merkmale prägen sich nach und nach aus, auch charakterliche Eigenheiten, die später zur Persönlichkeit gehören, treten allmählich in den Vordergrund. Zu diesem Zeitpunkt sollte auch die homöopathische Begleitung des Kindes anfangen, um es immer dann zu unterstützen, wenn es »Stärkung« braucht. Das ist natürlich Aufgabe eines erfahrenen Homöopathen, der die Entwicklung objektiv, sachlich und frei von Vorurteilen beobachten kann. Die Selbstbehandlung innerhalb der Familie sollte sich, wenn möglich immer in Abstimmung mit dem Heilpraktiker oder Arzt, auf den Akutfall beschränken.

Krankheit als Entwicklungsschritt

Sich stärken heißt, sich mit den Gefahren des Lebens auseinander zu setzen und diese aus eigener Kraft zu überwinden. Auch Krankheit gehört zu den vielen Bedrohungen, die uns im Leben begegnen. Sie hat aber gleichzeitig eine regulierende Aufgabe. Deshalb sollte dem Kind diese kräftigende und lebensnotwendige Auseinandersetzung unbedingt ermöglicht werden.

Bei fachgemäßer homöopathischer Unterstützung ist ein normal gesundes Kind in den meisten Fällen sehr gut imstande, Krankheiten zu bewältigen, ohne auf starke chemische Medikamente, wie z. B. Anti-

Die Homöopathie betrachtet die klassischen Kinderkrankheiten als Möglichkeit, den Körper zu reinigen und zu stärken. Deshalb ist es so wichtig, sie nicht mit synthetischen Präparaten zu unterdrücken.

biotika oder Kortison, angewiesen zu sein. Solche symptomunterdrückenden Medikamente sollten erst dann zum Einsatz kommen, wenn sicher ist, dass der Körper seine Gesundheit nicht aus eigener Kraft wiederherstellen kann.

Homöopathie als Begleiter der Kindheit

In seinen ersten zehn Lebensjahren ist das Kind vor allem damit beschäftigt, sich physisch und psychisch zu entwickeln. Nicht umsonst sind in dieser Lebensphase vielfach homöopathische Arzneien angezeigt, die in reiner Form direkt an Aufbau und Funktion des Körpers beteiligt sind: Kalzium und Phosphor z. B. an der Knochenbildung, Fluor an der Stärkung von Knochen und Zähnen, Silizium und Schwefel an der Bildung von Knorpeln, Haut, Haaren und Nägeln.

Wenn in dieser Frühphase des Lebens Wachstumsschwächen ans Licht treten, ist die Ursache zuerst in der fehlerhaften Verwertung solcher Baustoffe zu suchen. Zwar sind diese in den meisten Fällen ausreichend vorhanden, der Körper scheint jedoch nicht fähig zu sein, sie auch sinnvoll einzulagern. Diese mangelhafte Feinabstimmung im Steuerungssystem des Organismus kann nicht nur zu Wachstumsstörungen, sondern auch zu einer erhöhten Erkrankungsanfälligkeit führen.

Wesentlich für die Entwicklung des Kindes ist, dass es genügend Gelegenheit bekommt, sich intensiv physisch und psychisch zu stärken.

Gerade im Bereich solcher nicht optimal oder fehlerhaft verlaufenden Entwicklungsprozesse erzielt die Homöopathie oft erstaunliche Resultate. Nicht selten befreit sie das Kind in kurzer Zeit von seiner angeborenen Erkrankungsneigung und verhilft ihm dadurch zu seinem nächsten Entwicklungsschub.

Die Konstitutionstypen

Wenn man im Lauf einer längeren homöopathischen Behandlungsperiode feststellt, dass einem Patienten immer wieder mit der gleichen Arznei geholfen werden kann, spricht man vom Konstitutionsmittel dieses Patienten.

Nicht alle homöopathischen Arzneien können Konstitutionsmittel sein. Es betrifft nur eine Gruppe von Mitteln, deren Wirkungsbereiche so umfassend sind, dass sie eine Vielzahl von Leiden beheben können. Natürlich ist Voraussetzung, dass die Grundzüge des jeweiligen Mittels mit den körperlichen Symptomen und den charakterlichen Wesenszügen des Patienten übereinstimmen. Leider begegnen einem solche reinen Konstitutionstypen in der Praxis eher selten. Meist verlangt es sehr zeitaufwändige und mühsame homöopathische Feinarbeit, um die verschiedenen Schichten einer konstitutionellen Mischform voneinander zu trennen und diese dann nach und nach mit dem jeweils angezeigten Mittel zu behandeln. Bei Kindern lässt sich eine konstitutionelle Grundstruktur in der Regel noch am einfachsten erkennen, was aber keineswegs heißen soll, dass sie sich ab diesem Zeitpunkt immer auf nur ein Mittel festlegen lassen.

Bei der nachfolgenden Beschreibung einiger dieser Konstitutionstypen wird immer die »Reinform« eines imaginären Patienten dargestellt. Dabei ist zu beachten, dass in diesen so genannten Mittelbildbeschreibungen natürlich immer alle infrage kommenden Symptome aufgeführt werden müssen. Bei einem tatsächlichen Patienten werden Sie aber diese Symptome nie alle gleichzeitig oder zwangsläufig so ausgeprägt wie beschrieben antreffen. Das jeweilige Bild soll die entsprechende homöopathische Arznei in ihrer Gesamtheit vorstellen, um so auf ihren spezifischen Einsatzbereich hinweisen zu können.

Stärkung ist vor allem in den ersten Lebensjahren des Kindes wichtig, damit es sich für die Zeit danach wappnen kann, in der ihm Einschnitte wie Schule, Pubertät usw. viel Kraft abverlangen werden.

Calcium carbonicum (Austernschalenkalk)

Das Kind, das Calcium carbonicum braucht, macht den Eindruck, für alles etwas mehr Zeit zu brauchen als andere Kinder. Die Fontanelle schließt sich später, die Zahnung setzt verzögert ein, und auch die ersten Schritte lassen länger als gewöhnlich auf sich warten.

Sehr auffallend ist das starke Schwitzen, vor allem im Nacken und am Hinterkopf. Der Schweiß hat, wie auch der Stuhl, einen sauren Geruch. In den ersten Lebensjahren ist das Kind meist noch warmblütig – so nennt man es in der homöopathischen Fachsprache, wenn es einem Menschen sehr warm ist – und deckt sich deshalb nachts auf. Das Kopfkissen kann morgens völlig nassgeschwitzt sein. Wenn das Kind älter wird, etwa mit sieben oder acht Jahren, wird die Warmblütigkeit verschwinden; es stellt sich das für Calcium carbonicum charakteristische Frösteln ein. Die Eigenart, schon bei geringer Anstrengung zu schwitzen, bleibt jedoch bestehen und ist mit ein Grund für die auffallend starke Erkältungsneigung.

Typisch ist auch das Stöhnen des Kindes, ohne dass ihm sichtlich etwas fehlt. Vielleicht kämpft es gegen die Schwäche seines Knochengerüsts

Konstitutionstyp Calcium carbonicum

113

an, die es ihm erschwert, seine meist plumpe oder zum Dickwerden neigende Gestalt in Bewegung zu bringen. Es setzt sich am liebsten irgendwo hin, wo es seine Ruhe hat und die Zeit, ohne viel unternehmen zu müssen, vertrödeln kann. Es fehlt ihm an Kraft, und das macht es träge und passiv in seiner ganzen Lebenshaltung.

Wenn das Kind älter wird, treten nach und nach die Charaktermerkmale in den Vordergrund. Es kann z. B. plötzlich anfangen, sich für religiöse Themen zu interessieren. Insgesamt zeigt sich das Kind hartnäckiger, als es seine äußere schlaffe Erscheinung vermuten lässt. Auch der in den Anfangsjahren schon erkennbare Eigensinn wird sich immer deutlicher ausprägen. Und wenn es dem Calcium-carbonicum-Kind gelingt, in guter Gesundheit aufzuwachsen, wird es sich zu einer Persönlichkeit entwickeln, die seine Ziele deutlich vor Augen hat und die die Willenskraft besitzt, diese auch zu erreichen.

Der Konstitutionstyp auf einen Blick

Das Wichtigste zu Calcium carbonicum

- Verzögerte Entwicklung
- Dicke, schlaffe Kinder mit großem Bauch
- Großer Kopf, dicke blonde Haare, blaue Augen
- Große Erkältungsneigung
- Geschwollene Mandeln
- Starkes Schwitzen, der Schweiß riecht säuerlich
- Füße und Hände sind kalt und klamm
- Verlangen nach weich gekochten Eiern

Calcium phosphoricum (Kalziumphosphat)

Konstitutionstyp Calcium phosphoricum

Kalziumphosphat ist ein Salz, das sich aus Kalzium und Phosphor zusammensetzt. Die homöopathisch aufbereitete Form dieses Salzes zeigt ihre Hauptwirkung nur bei einem ganz bestimmten Kindertyp.

Ein Kind, das Calcium phosphoricum braucht, wächst zu schnell, und daher rühren die meisten seiner Probleme. Das schnelle Wachstum der Glieder und des Gewebes raubt ihm so viel Kraft, dass es geschwächt und äußerst anfällig für Erkrankungen wird.

Auffallend im Säuglingsalter ist die körperliche Unruhe. Das Baby dreht sich ständig hin und her, strampelt und tritt mit den Beinen und ist oft sehr schlecht gelaunt. Es ist, als ob es vom Längenwachstum überrascht wurde und sich jetzt darüber ärgert, dass die Knochen schon zu wachsen beginnen, ohne Rücksicht auf den ganzen Körper zu nehmen. Zwar werden die Glieder lang und schlank, der Brustkorb hoch und schmal, an anderer Stelle jedoch fehlt es deutlich an Gewebesubstanz. Die Fontanelle bleibt zu lange offen oder bricht wieder auf, nachdem sie sich schon geschlossen hatte. Der Bauch ist schlaff, die Zahnung kann sich mühselig in die Länge ziehen, und auch mit dem Laufenlernen fängt das Kind spät an. Die Symptome ähneln denen von Calcium carbonicum, aber während dort Passivität vorherrscht, zeigt sich das Calcium-phosphoricum-Kind eher aktiv, gereizt und genervt.

Instabilität kennzeichnet die ganze Entwicklungphase. Das Kind unternimmt vieles, mag die Abwechslung und ist abends nicht ins Bett zu kriegen. Für diese hohen Ansprüche an sich selbst fehlt es dem Kind aber einfach an Kraft. Es wird unzufrieden, launisch und ist morgens extrem müde . Das Kind seufzt ständig, nicht durch Kummer, sondern aus Mangel an Vitalität. Außerdem erkältet es sich leicht und braucht lange, bis es sich von einer Erkrankung wieder erholt.

Die Schule ist für das Calcium-phosphoricum-Kind kein Ort des Vergnügens. Durch konzentriertes Lernen bekommt es oft Kopfschmerzen, und Arme und Beine schlafen bei längerem Sitzen immer wieder ein. Heißer Kopf, kalte Füße und Magenprobleme sind oft Begleiterscheinungen bei anstrengender geistiger Arbeit.

Ein Kind, auf das das hier beschriebene Bild passt, wird Calcium phosphoricum brauchen, um das sozusagen schiefe Verhältnis zwischen Qualität und Quantität der Gewebe ins Lot zu bringen.

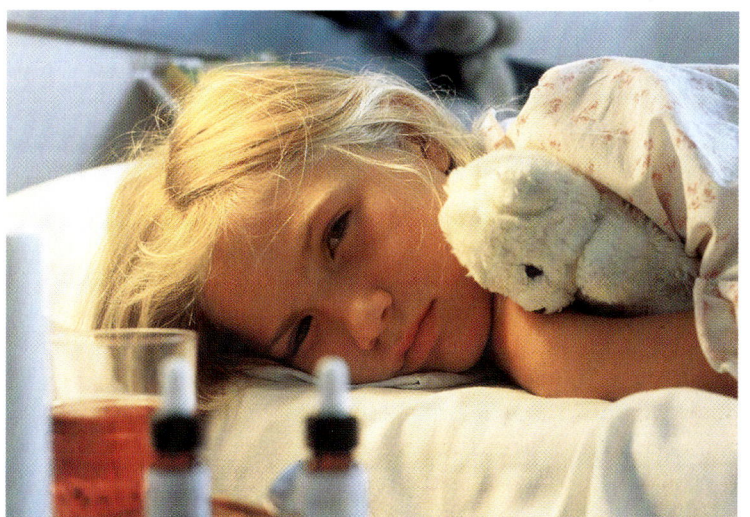

Der kindliche Organismus und sein Immunsystem sind einer Fülle von Belastungen ausgesetzt. Daher kommt es oft zu Infekten und Kinderkrankheiten. Die Homöopathie kann helfen, dieses Ungleichgewicht sanft und natürlich zu beseitigen.

Der Konstitutionstyp auf einen Blick

- Lange, dünne Kinder mit Wachstumsschmerzen
- Dunkle Haut, feine Gesichtszüge, lange Augenwimpern
- Seufzen
- Unzufriedenheit
- Große Erkältungsneigung
- Milchunverträglichkeit
- Kopfschmerzen bei Schulkindern

Calcium fluoratum (Kalziumfluorid)

Ist das Hauptproblem bei Calcium carbonicum die verzögerte Kalkein-lagerung, bei Calcium phosphoricum das überproportionale Längen-wachstum, so scheint sich die Gewebebildung bei Calcium fluoratum auf bestimmte Stellen zu konzentrieren. Ein Kind, das zu diesem Kons-titutionstyp gehört, neigt zu Knorpelauswüchsen, vor allem an den Hand- und Fußwurzelknochen. An Sehnen und Bändern können sich Knoten entwickeln, Haut und Organe neigen zu Verhärtungen.

Die äußere Erscheinung eines Calcium-fluoratum-Kindes ist recht auf-fallend. Seine Haut ist so weiß, dass man den Verlauf der Blutgefäße sehen kann, die Zähne sind unregelmäßig platziert. Das Kind bleibt eher klein, wirkt aber nicht schmächtig. Es hat eine breite Brust, kurze Beine und macht einen gedrungenen Eindruck. Das Kind ist jedoch äußerst gelenkig, was man bei seiner Statur eigentlich nicht erwarten würde. Diese Elastizität ist auf die ausgesprochene Muskelschwäche zurückzuführen.

Wenn das Calcium-fluoratum-Kind ein paar Jahre alt ist, tritt die kör-perliche und geistige Instabilität allmählich deutlicher in Erscheinung. Es hat das Bedürfnis, schnell zu laufen, aber die Bewegungen gehen nicht fließend ineinander über. Es läuft eckig, und man hat ständig den Eindruck, dass es stolpern könnte.

Auch in psychischer Hinsicht hat das Kind etwas Holpriges an sich. Es ist ruhelos, ungehemmt, trägt sein Herz auf der Zunge, redet also, ohne zu überlegen, ob es ihm vielleicht schaden könnte. Es scheint, als ob das Spontane, das im Grunde alle Kinder haben, beim Calcium-fluoratum-Kind in gesteigerter Form vorhanden ist. Alles macht es schnell, aber ohne Überlegung. Es fehlt ihm insgesamt an Selbstdisziplin. Nach und nach werden sich die Verhärtungen zeigen, die für dieses Mittel so charakteristisch sind. An den Augenlidern bilden sich Gerstenkörner, das Trommelfell verhärtet sich, und die Haut wird rissig. Außerdem fangen die Gelenke an zu knacken, weil es an Schmiere fehlt. Es entstehen Zahnschmelzdefekte, und die Zähne werden kariös, bröckelig und verfallen unter Umständen sogar. Entspricht das Kind in Form und Charakter dem hier beschriebenen Bild, wird Calcium fluoratum ihm bei der Harmonisierung von Körper und Geist helfen können.

Der Konstitutionstyp auf einen Blick

● Kleine, gedrungene, aber gelenkige Kinder
● Sehr weiße Haut, Durchschimmern der Blutgefäße
● Schneller, holpriger Gang
● Impulsiv, wechselhaft, Mangel an Disziplin
● Verhärtung der Gewebe, Knochenauswüchse, Knotenbildung

Das Wichtigste zu Calcium fluoratum

Phosphorus (Gelber Phosphor)

Phosphor ist ein leuchtendes Element, und auch das Kind, das Phosphorus als homöopathisches Mittel braucht, hat etwas Leuchtendes an sich. Oft haben solche Kinder eine hellrote Haarfarbe. Aber nicht nur das springt ins Auge, es ist die ganze Persönlichkeit, die zeigt: »Hier bin ich!« Ähnlich wie bei Calcium phosphoricum ist das Längenwachstum ein deutliches Merkmal, aber bei Phosphorus sind Körperbreite und Körperlänge wesentlich harmonischer aufeinander abgestimmt. Doch auch beim Phosphorus-Kind wird man feststellen, dass das Wachstum dem Kind viel Kraft abverlangt, es oft müde macht und es in eine leicht nach vorn gebogene Haltung zwingt.

Konstitutionstyp Phosphorus

Das Phosphorus-Kind ist seiner gesamten Umwelt offen zugewandt, zu offen vielleicht. Es kann sich schlecht abgrenzen und fühlt sich durch Kritik oft stärker verletzt, als man erwartet hätte. Das Kind ist äußerst sensibel für Stimmungen. Es fühlt sehr genau, wie es einem geht, und steht gern mit Trost oder Hilfe bereit. Sein Mitgefühl ist absolut ehrlich gemeint, und es verlangt dafür auch keine Gegenleistung. Im Gegenzug ist es glücklich über jede Art von Zuwendung. Ängstlichkeit ist ein deutliches Symptom bei Phosphorus-Kindern. Sie haben oft Angst vor Gewittern oder im Dunkeln, und dieser überspannte Gemütszustand führt dazu, dass sie abends im Bett unruhig werden und immer wieder aufstehen, um Gesellschaft zu suchen.

In Betrachtung der Intensität, mit der das Kind die Welt erfährt, und des starken Längenwachstums ist es kein Wunder, dass es schnell müde und vielleicht sogar gleichgültig wird. In schlimmen Fällen wird es sich sogar zurückziehen, um sich dann in der Absonderung wieder zu erholen. Das Phosphorus-Kind ist äußerst hungrig und durstig. Oft wird es nachts wach und muss dann unbedingt etwas essen, um wieder einschlafen zu können. Durst hat es vor allem auf eiskalte Getränke, die in großen Mengen konsumiert werden. Auch eine ausgesprochene Vorliebe für Speiseeis ist oft ein Hinweis auf dieses Mittel.

Gesundheitlich ist der Atemtrakt Schwachpunkt in der Phosphorus-Konstitution. Erkältungen haben die Neigung, von oben nach unten zu wandern und sich z. B. vom Schnupfen zur Bronchitis zu entwickeln. Heiserkeit und Kribbeln im Hals plagen das Kind und verschlimmern sich beim Reden und Lachen oder durch kalte Luft. Auch die Tendenz zu Blutungen gehört zum Phosphorus-Bild. Stimmt diese Beschreibung mit den tatsächlichen Symptomen des Kindes überein, wird homöopathischer Phosphor es in seiner gesamten Entwicklung positiv unterstützen und Krankheitstendenzen beseitigen.

Der Konstitutionstyp auf einen Blick

Das Wichtigste zu Phosphorus

- Groß und schlank, rotes oder rotblondes Haar
- Offenherzig, sensibel, mitfühlend
- Große Ängste
- Gern in Gesellschaft
- Verlangen nach Eis und Durst auf kalte Getränke
- Absteigende Erkältungen
- Blutungsneigung

Silicea (Kieselsäure)

Konstitutionstyp Silicea

Kieselsäure ist ein wesentlicher Bestandteil der Erdkruste. Auch im Getreidehalm findet sich dieses Mineral, das ihm seine Stabilität und Biegsamkeit verleiht. Mangelt es dem Halm an Kieselsäure, fehlt es ihm an Stützkraft, und die Ähre würde im Wind brechen.

Ähnlich zeigt sich der Zustand des Kindes, das die homöopathische Form der Kieselsäure (Silicea) braucht, um im späteren Leben auch unter schwierigen Umständen bestehen zu können. Es ist schmächtig, dünn und blass, zeigt sich vorsichtig und schüchtern und ist sehr empfindlich gegenüber Wettereinflüssen. Es ist, als fehlten Stabilität und Biegsamkeit, die es zur körperlichen und psychischen Vitalität braucht. Feine blonde Haare, die weißen Flecken auf den Nägeln und die schlecht heilende Haut zeigen, woran es fehlt. Das Problem besteht allerdings nicht darin, dass zu wenig Kieselsäure vorhanden ist, sondern dass der Organismus nicht fähig ist, diese vorhandene Kieselsäure richtig zu verwerten.

Aber nicht nur körperlich zeigt sich die für Silicea charakteristische Schwäche und Instabilität. Das Kind hat wenig Mut, es traut sich nicht, für eine Sache einzustehen – aus Angst, etwas falsch zu machen. Es hat große Schwellenangst, aber ist diese Hürde erst einmal genommen, freut es sich und versteht überhaupt nicht mehr, warum es vorher solche Bedenken hatte.

Typisch beim Silicea-Kind ist, dass Milde und Zaghaftigkeit nicht in Unterwürfigkeit münden. Auch wenn das Kind sich beim Meinungsstreit verständnisvoll und kooperativ zeigt, wird es letztendlich an seiner eigenen Meinung festhalten. Diese Beharrlichkeit, die sich sowohl in Tränen als auch im Werfen mit Gegenständen äußern kann, deutet auf das im Grunde vorhandene Kraftpotenzial des Silicea-Kindes hin. Was ihm fehlt, ist die stützende und schützende Hülle, die dieser inneren Kraft konkrete Gestalt verleihen könnte. Das Silicea-Kind erkältet sich auch schnell. Vor allem die Nebenhöhlen werden immer wieder in Mitleidenschaft gezogen, die Mandeln sind chronisch geschwollen, und jede Verletzung eitert. Kälteempfindlich, wie es ist, verlangt es schnell nach einem warmen Pulli oder einer Mütze. Entspricht das zu behandelnde Kind in vielerlei Hinsicht dieser Beschreibung, ist es daher aller Wahrscheinlichkeit nach ein Silicea-Typ.

Das Schlucken von Kieselsäuretabletten würde bei einem Silicea-Kind nur bedingt etwas ausrichten, weil das Problem nicht in einem Mangel an diesem Stoff, sondern in dessen Verwertung besteht.

Der Konstitutionstyp auf einen Blick

- Schmächtig, blass, mit feinen blonden Haaren
- Schüchtern, aber beharrlich
- Mangel an Selbstvertrauen
- Sehr kälteempfindlich
- Starkes Schwitzen, vor allem nachts; Fußschweiß übel riechend
- Stuhl hart und trocken, Neigung zu Verstopfung
- Weiße Flecken auf den Nägeln
- Nebenhöhlenentzündungen, Schwellung der Mandeln

Das Wichtigste zu Silicea

Sulfur (Schwefel)

Das Kind zu beschreiben, das im Krankheitsfall oft Sulfur benötigt, ist kein leichtes Unterfangen. Das Mittelbild ist so komplex, dass es schwierig ist, seine charakteristischen Eigenschaften auf einen Nenner zu bringen. Zwei grundverschiedene Kindertypen lassen sich im Sulfur-Bild erkennen, wobei man bei genauem Hinsehen feststellt, dass sie weniger voneinander abweichen als anfänglich gedacht.

Der eine Typ ist kräftig gebaut, hat einen großen Kopf und kann etwas dick erscheinen. Man könnte ihn mit Calcium carbonicum verwechseln, aber das ganze Auftreten ist anders. Wo Calcium carbonicum träge und lustlos wirkt, zeigt Sulfur viel mehr Vitalität. Außerdem hat das Sulfur-Kind mehr Farbe im Gesicht, gut durchblutete Hände und Füße, die es vor Hitze manchmal aus dem Bett streckt. Dieser Sulfur-Typ spielt in seinem Freundeskreis meist die Hauptrolle und genießt diesen Status auch. Das bietet ihm nämlich die Möglichkeit, unangenehme Dinge anderen zu überlassen. Denn obwohl er nicht wirklich faul ist, möchte er sich auch nicht mehr als nötig anstrengen.

Das zweite Sulfur-Kind ist eher philosophisch. Es ist meist dünn und schmal, hat einen eingefallenen Brustkorb und leicht nach vorn gebogene Schultern. Stehen oder aufrecht zu sitzen, ist fast schon eine Strafe für diesen Typ. Viel Vitalität lässt sich nicht erkennen. Das Kind arbeitet lieber mit dem Kopf als mit den Händen, phantasiert viel, hat ständig neue Ideen und macht Pläne, aber ausgeführt werden sie höchst selten. Es kritisiert gern, vor allem, wenn andere sich gerade bei einer schwierigen Arbeit größte Mühe geben. Seine Kritik ist jedoch nicht böse gemeint, es zeigt eher eine Haltung, die quasi ausdrücken möchte: »Ich hab' es nicht nötig, mich so anzustrengen!« In gewissem Maß stimmt das auch, denn zum Wohlfühlen braucht es weitaus weniger als viele andere Menschen.

Was beide Sulfur-Typen gemeinsam haben, ist ihre milde Form der Selbstsucht. Sie sehen sich als Maß der Dinge und führen ihr Leben mit einer Selbstverständlichkeit, die andere zur Verzweiflung bringt. Dabei sind sie nicht böse; sie verstehen nur nicht, wie man sich über Sachen aufregen kann, die einem Sulfur-Menschen als geringfügig erscheinen. Sulfur-Kinder neigen auch zu den unterschiedlichsten Arten von Hautleiden. Die Augenlider und Nasenlöcher sind oft gerötet, die Haut juckt und brennt, vor allem, nachdem sie gewaschen wurde.

Das homöopathische Sulfur-Bild zeigt insgesamt einen so breiten Wirkungsbereich, dass es gleichzeitig leider auch zu den am meisten missbrauchten Mitteln zählt. Die Schulmedizin setzt es bei den unterschiedlichsten Hautleiden ein, und viele homöopathische Laien empfehlen es, aus Mangel an Wissen, als Allheilmittel. Es sei deshalb an dieser Stelle noch einmal nachdrücklich darauf hingewiesen, dass Sulfur, genau wie alle anderen homöopathischen Arzneien, nur dann heilend wirkt, wenn das gesamte Symptomenbild des Patienten mit dem beschriebenen Mittelbild übereinstimmt.

Der Konstitutionstyp auf einen Blick

- Erster Typ: vital, dominant, materialistisch eingestellt
- Zweiter Typ: philosophisch, schlampig, ideenreich
- Ichbezogen, milde Form der Selbstsucht
- Warmblütig mit Hitze, Jucken und Brennen der Haut
- Hautsymptome verschlimmern sich durch Wasser
- Ruheloser Schlaf, Alpträume, frühes Wachwerden
- Verlangen nach herzhaften Speisen, großer Durst
- Verstopfung oder übel riechender Durchfall

Das Wichtigste zu Sulfur

Pulsatilla (Küchenschelle)

Dieses homöopathische Mittel ist pflanzlicher Natur und auch bekannt unter den Namen »Kuhschelle«, »Osterblume« oder »Ackerschelle«. Es ist ein Mittel, das konstitutionell eher bei Mädchen Verwendung findet, obwohl es bei manchen akuten Erkrankungen von Mädchen und von Jungen gleichermaßen benötigt wird.

Das Kind, das Pulsatilla zur Stärkung seiner Konstitution braucht, hat etwas ausgesprochen Liebenswürdiges. Es kann entweder zart und fein, manchmal auch etwas plumper gebaut sein. Auch kann es Phosphor ähneln, aber diese Kinder zeigen sich offen und direkt, während Pulsatilla-Typen eher ihren Charme einsetzen oder mit Verlegenheit kokettieren, um das zu erreichen, was sie wollen. Das Pulsatilla-Kind wird sich im Lauf der Zeit immer anhänglicher und abhängiger zeigen. Es weicht kaum von der Seite der Eltern und möchte am liebsten den ganzen Tag auf dem Schoß von Vater oder Mutter sitzen. Für seine Geschwister kann es eine Plage sein, denn es zieht die ganze Aufmerksamkeit der Eltern auf sich.

Konstitutionstyp Pulsatilla

Sehr charakteristisch ist die Wechselhaftigkeit des Kindes. Der geringste Anlass lässt es weinen, aber nach ein paar Minuten ist alles wieder vergessen. Der Kreislauf ist genauso instabil. Es errötet sehr leicht, um kurz darauf kreidebleich Trost zu suchen. Wärme verträgt das Pulsatilla-Kind schlecht, aber auch der schnelle Wechsel in die Kälte führt zu Beschwerden wie Schnupfen oder Ohrenschmerzen. Die Nase ist ständig verstopft, die Absonderungen sind dick und von gelblich grüner Farbe. Eis bekommt seinem Magen nicht, genauso wenig wie gehaltvolle und fette Speisen. Kalte Speisen zieht das Pulsatilla-Kind den warmen vor, Saures isst es ausgesprochen gern.

Wenn man die Milde, das Schüchterne und die Schutzbedürftigkeit des Pulsatilla-Kindes betrachtet, wird man verstehen, dass es gegen eine Vielzahl von Ängsten und Befürchtungen anzukämpfen hat. Im Pubertätsalter kommen dann gelegentliche Ohnmachtsanfälle dazu, die dem Kind die Aufmerksamkeit gewähren, nach der es sich so sehnt. Hier wird Pulsatilla helfen, das Verlangen nach Geborgenheit nicht in willenlose Abhängigkeit ausarten zu lassen.

Der Konstitutionstyp auf einen Blick

Das Wichtigste zu Pulsatilla
- Mild, schüchtern, liebevoll, ängstlich, schutzbedürftig
- Wechselhafte Stimmungen und Krankheitssymptome
- Unverträglichkeit von Hitze
- Verstopfte Nase, gelblich grüne Absonderungen
- Erkältungsneigung mit Ohrenschmerzen
- Eis und fette Speisen sind unverträglich
- Verlangen nach sauren Sachen

Ignatia (Ignatiusbohne)

Konstitutionstyp Ignatia
Diese Arznei wird aus dem Samen der Ignatiusbohne hergestellt. Dabei handelt es sich um ein sehr giftiges Gewächs, das zur botanischen Familie der Magdenpalmen gehört. Homöopathisch aufbereitet, hat es seine Giftigkeit aber natürlich verloren. Kinder, die Ignatia zur Herstellung ihrer inneren Ordnung brauchen, weisen eine gewisse Ähnlichkeit mit Pulsatilla-Kindern auf. Beide sind sehr wechselhaft, emotional wenig belastbar und von sanftem Charakter. Aber während es sich beim Pulsatilla-Typ meist um blonde Personen handelt, sind Ignatia-Kinder eher dunkelhaarig.

Das Nervensystem ist beim Ignatia-Kind die Schwachstelle. In den ersten Jahren wird man davon allerdings noch nicht viel merken. Dann ist das Kind noch recht angenehm im Umgang und zeigt sich gewissenhaft in allem, was es macht. Es ist aktiv, bewegt sich flott und unternimmt vieles – jedoch lässt sich bei diesem Tatendrang nicht immer ein konkretes Ziel erkennen. Die Probleme fangen meist erst an, wenn das feinsinnige und frühreife Kind älter wird. Es empfindet intensiv, ist stark emotional veranlagt, jedoch nicht imstande, seine Gemütsbewegungen zu verarbeiten. Das Ignatia-Kind schluckt Ärger und Kummer, lässt sich nicht trösten und verkriecht sich in sein Zimmer, um mit seinen Problemen vermeintlich allein fertig zu werden. Irgendwann kommen die aufgestauten Gefühle hoch, und zwar auf eine krampfartige Art. Die Mundwinkel zucken, das Kind beißt sich in die Wange, verzieht das Gesicht, schließlich schluchzt es und lässt die Tränen laufen.

Krämpfe sind charakteristisch beim Ignatia-Kind, z. B. nachdem es bestraft wurde, durch Schreck oder Kummer. Krampfhaftes, unkontrolliertes Lachen gehört ebenso zu diesem Bild wie die äußerst gewissenhafte, machmal zwanghafte Weise, in der es seine Hausaufgaben macht, auch wenn ihm überhaupt nicht danach zumute ist. Um solch krampfhaftes Verhalten zu mildern, kann Ignatia die erwünschte Entspannung herbeiführen.

Der Konstitutionstyp auf einen Blick

- Feinsinnige, frühreife, gewissenhafte Kinder
- Stark emotional, versuchen jedoch, ihre Gefühle zu verbergen
- Abneigung gegen Trost
- Krampfhaftes Weinen
- Krämpfe durch Gemütserregung

Das Wichtigste zu Ignatia

Lycopodium (Bärlappsporen)

Die Sporen des Bärlapps dienen als Ausgangsstoff für eine der wichtigsten Arzneien in der Homöopathie. Das Mittel hat einen sehr deutlichen Bezug zu Verdauungsstörungen, aber eine heilende Wirkung kann natürlich nur erfolgen, wenn das Mittel zur Person passt.

Das Kind, das Lycopodium braucht, lebt quasi mehr mit dem Kopf als mit dem Bauch. Man wird das deutlicher sehen, wenn es etwas älter wird und sich auf seiner Stirn immer mehr Falten bilden. Es macht den

Konstitutionstyp Lycopodium

Eindruck, ständig schwere Denkarbeit leisten zu müssen. Körperlich ist das Lycopodium-Kind nicht besonders kräftig und kommt deshalb beim Spielen häufig nicht mit. Es wirkt vorsichtig, schreckhaft und unsicher. Oft lacht es über Sachen, die nicht lustig sind, oder es weint, wenn man es lobt oder sich bei ihm bedankt.

Kopfmensch, wie es ist, versucht das Lycopodium-Kind, seine Schwächen zu vertuschen, und wenn das nicht gelingt, wird es sie überspielen – manchmal auf sehr theatralische Weise. Ist es draußen unter Freunden, bleibt es zurückhaltend. Erst zu Hause, wo es sich sicher fühlt, zeigt es seine andere Seite. Da kommandiert es seine Geschwister herum und benimmt sich wie ein kleiner Diktator.

Als Konstitutionsmittel hilft Lycopodium all denen, die perfektionistisch, rechthaberisch und deutlich mehr verstandes- als gefühlsbetont sind.

Bei einem Lycopodium-Kind wird man immer etwas antreffen, das mit den Themen Feigheit und Macht zu tun hat. Auch ist es ständig bemüht, die eigenen Unzulänglichkeiten in eine Lebenshaltung umzusetzen, die Respekt einflößt. Wo sich seine Freunde mit kindischen Spielchen vergnügen, sitzt das Lycopodium-Kind zu Hause und liest oder beschäftigt sich mit anderen geistigen Dingen. Das Kind ist nicht gern allein, aber Gesellschaft mag es im Grunde auch nicht. Am liebsten hält es sich irgendwo auf, wo im Raum nebenan jemand ist, den es bei Bedarf rufen kann. Wenn es selbst gestört wird, kann es sehr verärgert und aufbrausend reagieren, ohne es wirklich böse zu meinen. Auch die Verdauung beim Lycopodium-Kind ist schwierig. Fast alles, was es isst, bläht auf. Es hat ein großes Verlangen nach Süßigkeiten: Schokolade z. B. isst es gern, aber sie wird schlecht vertragen.

Auffallend ist die überwiegende Rechtsseitigkeit der Lycopodium-Beschwerden. Wenn das Kind etwas hat, ob Angina oder Schnupfen, sind die Symptome meist auf der rechten Körperseite lokalisiert. Oder sie fangen rechts an und wechseln nach links. Wenn Sie dieses Phänomen feststellen, denken Sie immer an Lycopodium als Mittel der Wahl.

Der Konstitutionstyp auf einen Blick

Das Wichtigste zu Lycopodium

- Mangel an Selbstvertrauen
- Schüchtern in Gesellschaft, herrschsüchtig zu Hause
- Alt aussehendes Gesicht mit Stirnfalten
- Verdauungsprobleme mit Blähungen
- Rechtsseitigkeit der Beschwerden
- Großes Verlangen nach Süßigkeiten

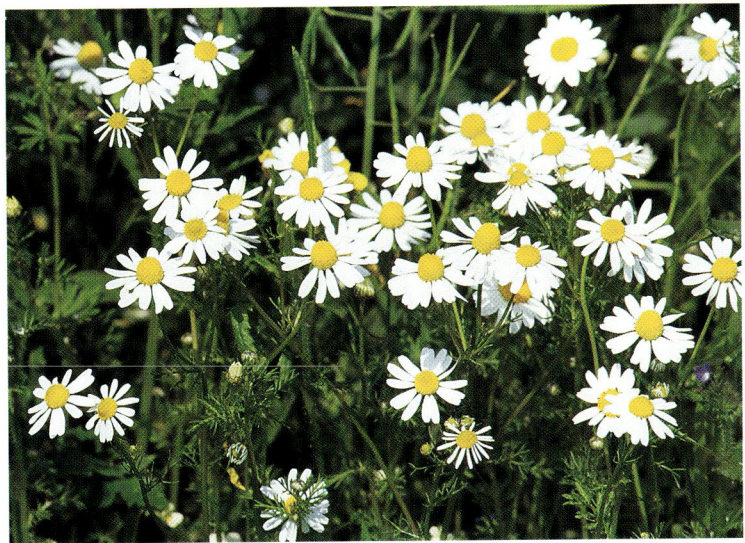

Die Echte Kamille ist eine anspruchs- lose Pflanze. Sie wächst in fast ganz Europa und ist Landwirten oft ein »lästiges Unkraut«. Medizinisch beson- ders wertvoll sind ihre Blütenköpf- chen, die sie von etwa Mai bis Juni

Chamomilla (Kamille)

Konstitutionstyp Chamomilla

Das Kind, das Chamomilla, die homöopathische Form der Kamille, braucht, ist meist, so schlimm das sich auch anhören mag, eine Plage für seine Umgebung. Es benimmt sich unmöglich, ist böse und agres- siv, schreit, verlangt nach Dingen, die es sofort wieder von sich wirft, und blockt jeden freundlichen Annäherungsversuch bestimmt oder sogar wütend ab. Beim Chamomilla-Kind liegen die Nerven buchstäb- lich blank. Ihnen fehlt anscheinend die schützende Hülle, die eine an- gemessene Reaktion auf äußere Reize gewährleistet. Das Kind kann natürlich nichts dafür und leidet selbst unter der extremen Erregbarkeit des Nervensystems.

Vor allem gegen Schmerz ist das Chamomilla-Kind äußerst empfind- lich. Ein leichtes Zwicken oder Stechen wird schon als unerträglich empfunden, beschwört eine ungeheuere Wut herauf und artet in wahre Tobsuchtsanfälle aus. Erst wenn das Kind getragen oder ge- schaukelt wird, kann es sich wieder beruhigen. Es ist, als würde das Kind nach dem Mutterschoß zurückverlangen, um geschützt und frei von Sorgen zu sein. Abends ist es für das Chamomilla-Kind und seine Mitmenschen am schlimmsten. Sobald es im Bett liegt, fängt es an zu wüten, schreit und kreischt in den schrillsten Tönen, steigert sich so

125

stark in seine Wut hinein, dass dieser Zustand regelrecht bedrohlich wird. Das Kind verkrampft sich völlig und läuft blau an. In solchen Fällen ist eine schnelle Gabe Chamomilla angebracht, die dem Kind rasch wieder zu einer gewissen Ruhe verhelfen wird.

Ein weiteres Leitsymptom bei dieser Arznei ist die Verschlimmerung durch Wärme. Kalte Anwendungen bessern. Die Ausnahme, die diese Regel bestätigt, sind Bauchschmerzen, wo eine Wärmflasche oft gut tut. Dieses Bedürfnis nach Kühle verwundert auch eigentlich nicht, wenn man sich die hitzige Natur des Chamomilla-Kindes vor Augen führt. Nicht nur der ganze Körper ist heiß, sondern auch die Füße, das Gesicht sowie Schweiß, Stuhl und Atem.

Ein weiteres sehr typisches Problem bei Chamomilla-Kindern sind die Schwierigkeiten beim Zahnen. Sie äußern sich in extremen Schmerzen und werden oft von vielen anderen Beschwerden begleitet. Auch hierbei ist eine »Überhitzung« nicht zu übersehen. Das Zahnfleisch ist an der betroffenen Stelle leuchtend rot, die eine Wange rot und heiß, die andere blass.

Das Chamomilla-Bild wäre nicht abgerundet, ohne auf die typischen Bauchbeschwerden hingewiesen zu haben, die das Kind oft plagen. Schneidende Schmerzen zwingen das Kind, die Beine zum Bauch hin hochzuziehen. Heftige Blähungen und hellgrüner, schleimiger, nach faulen Eiern riechender Stuhl, der so scharf ist, dass die Gesäßbacken brennen, sind klare Symptome, die auf dieses Mittel hinweisen.

Der Konstitutionstyp auf einen Blick

Das Wichtigste zu Chamomilla

- Äußerst reizbar, wütend, ungeduldig, heftig
- Extrem empfindlich gegenüber Schmerz
- Das Kind möchte geschaukelt oder herumgetragen werden
- Bedürfnis nach Kühle
- Zahnungs-, Ohren-, Bauchschmerzen
- Eine Wange ist rot, die andere blass
- Durchfall und Windabgang, nach faulen Eiern riechend

Barium carbonicum (Bariumkarbonat)

Konstitutionstyp Barium carbonicum

Das Kind, das Barium carbonicum braucht, könnte von seiner dicken und schlaffen Erscheinung her leicht mit dem Calcium-carbonicum-Kind verwechselt werden, zeigt jedoch ein völlig anderes Charakterbild. Das Barium-carbonicum-Kind ist im Vergleich zu Altersgenossen in seiner Entwicklung oft zurückgeblieben. Es ist zu klein, lernt spät laufen und sprechen. Auch hat es oft einen leicht offen stehenden Mund, was ihm einen etwas dümmlichen Ausdruck verleiht. Der Grund hierfür ist jedoch in den geschwollenen Mandeln und der vermehrten Speichelproduktion zu suchen. Das Kind hält den Mund ständig geöffnet, um genügend Luft zu bekommen.

Extreme Schüchternheit ist sehr typisch für Barium carbonicum. Das Kind hat so große Angst vor Fremden, dass es sich versteckt, wenn Besuch kommt. Fremde lähmen es sozusagen, und wenn es überhaupt mit ihnen in einem Raum bleibt, wird es sich zurückhalten, bis die Gäste wieder weg sind. Auch wagt sich das Kind kaum außer Haus und wird panisch, wenn es sich im Freien aufhalten muss. Das Gedächtnis des Barium-carbonicum-Kindes ist oft so schwach, dass es sich auffallend wenig merken kann.

Barium carbonicum hilft Kindern mit Lernschwierigkeiten, die verwirrt, schüchtern und ängstlich reagieren.

Obwohl Barium-carbonicum-Kinder auch klein und mager sein können, sind die meisten dick und schlaff. Das macht sie natürlich träge und schnell müde, was vor allem bei älteren Kindern zu starken Kopfschmerzen und schlechter Laune führen kann. Trotz seiner Speckpolster ist das Kind sehr empfindlich gegenüber Kälte. Immer fröstelt es und trägt noch einen Pullover, wenn andere Kinder schon im T-Shirt herumlaufen. Auch nachts bleiben seine Füße kalt, aber sie schwitzen und riechen unangenehm. Baden schätzt es allerdings nicht, denn die häufig auftretenden krustigen Ausschläge an den Augenlidern oder am Kopf verschlimmern sich durch Wasser.

Der Konstitutionstyp auf einen Blick

- Schwächlicher Körper, großer Kopf
- In seiner Entwicklung deutlich zurückgeblieben
- Große Schüchternheit
- Angst vor Fremden
- Einbildungen und Befürchtungen
- Klagen, Jammern, Weinen
- Das Kind will nicht spielen
- Starke Erkältungsneigung
- Geschwollene Lymphdrüsen am Hals und am Bauch
- Chronisch geschwollene Mandeln

Das Wichtigste zu Barium carbonicum

Kinder natürlich heilen

Die Ursache epidemischer Kinderkrankheiten wird aus homöopathischer Sicht auf eine »Vererbung« nicht ausgeheilter Krankheiten früherer Generationen zurückgeführt. Daher ist es wichtig, dass Kinder diese Krankheiten durchleben, um sich so von der »Erblast« quasi befreien zu können.

Viele Mediziner, und nicht nur Homöopathen, beurteilen es generell als falsch, Kinder schon in sehr frühem Alter durch Impfung oder Isolierung vor Krankheiten schützen und abschirmen zu wollen. Besser, so wird argumentiert, lässt man dem kindlichen Körper die Chance, sich selbst zu helfen und zu stärken, und wird erst dann medikamentös eingreifen, wenn dafür handfeste Gründe vorliegen.

Dem Homöopathen stehen auf jeden Fall alle Arzneien zur Verfügung, die zu einer Unterstützung des Organismus und damit zu einem milden Krankheitsverlauf beitragen können. Wie die Behandlung solcher Erkrankungen konkret aussieht, lesen Sie im Folgenden.

Die klassischen Kinderkrankheiten

Kinderkrankheiten nehmen in der Homöopathie eine gewisse Sonderstellung ein. Wie schon beschrieben, bekommt der Patient immer eine Arznei, die exakt auf sein individuelles Symptombild zugeschnitten ist. Folglich kann es sein, dass vier Patienten mit Grippe sehr unterschiedliche homöopathische Mittel bekommen, oder zwei Patienten, die den Homöopathen aus grundverschiedenen Gründen aufsuchen, durch genau dasselbe Mittel geheilt werden können.

Bei den klassischen Kinderkrankheiten stellt man dagegen fest, dass oft die gleichen Mittel angezeigt sind, obwohl sich die Kinder in ihrer konstitutionellen Struktur völlig unterscheiden. Die Erkrankungen verlaufen bei den meisten Kindern jedoch so ähnlich, dass sie einem Muster gleichen, das immer wieder nach derselben Arznei verlangt.

Im Folgenden wird zunächst der jeweils übliche Krankheitsverlauf in chronologischer Reihenfolge beschrieben, im Anschluss daran werden die infrage kommenden Mittel genannt. Diese Aufteilung bietet Ihnen die Möglichkeit, die Indikationen für einen eventuellen Mittelwechsel zu erkennen und rechtzeitig mit Ihrem Homöopathen Kontakt aufnehmen zu können.

Masern

Masern sind eine hochgradig ansteckende Virusinfektion, die sowohl durch Körperkontakt als auch durch Tröpfcheninfektion übertragen werden kann. Die Inkubationszeit dauert 8 bis 14 Tage. Früher hatten diese Krankheit etwa 80 Prozent der Kinder bereits vor dem vierten Lebensjahr überstanden. Seit geimpft wird, erkranken in zunehmenden Maß auch ältere, nicht geimpfte Kinder. Ebenso treten seitdem Komplikationen, wie beispielsweise Gehirnentzündung, häufiger auf.

Symptome Die ersten neun bis elf Tage ähneln einer Erkältung. Das Kind ist lustlos, hat keinen Appetit, ist weinerlich. Es kommen Schnupfen, Husten und Halsschmerzen hinzu sowie Fieber, das sehr hoch sein kann. Die Augen tränen, die Bindehaut kann entzündet sein, es besteht Lichtscheue.
Mittel Pulsatilla gilt als Hauptmittel bei der normal verlaufenden Masernerkrankung. Wenn die Augensymptome deutlich im Vordergrund stehen, kann Euphrasia Linderung verschaffen.

▶ **Pulsatilla**
▶ **Euphrasia**

Symptome Die ersten Symptome können plötzlich und sehr heftig in Erscheinung treten. Das Kind ist in der Fieberhitze äußerst ruhelos, ängstlich und hat einen brennenden Durst.
Mittel Aconitum ist hier angezeigt, allerdings nur im ersten Stadium der Masernerkrankung.

▶ **Aconitum**

Symptome Am 12. oder am 13. Tag bilden sich auf der Mundschleimhaut gegenüber den Backenzähnen weiße Flecken.
Mittel Bei diesem normalen Verlauf der Masernerkrankung ist wieder Pulsatilla angezeigt.

▶ **Pulsatilla**

Symptome Zwei Tage später bricht der maserntypische großfleckige Hautausschlag aus. Er beginnt hinter den Ohren und breitet sich von dort über den ganzen Körper aus.
Mittel In erster Linie gibt man weiterhin Pulsatilla. Wenn die Haut stark anschwillt und ödematös aussieht, die unteren Augenlider anschwellen und große Durstlosigkeit herrscht, kommt Apis in Betracht. Wenn der typische Masernausschlag nicht richtig herauskommen will, kann Sulfur helfen.

▶ **Pulsatilla**
▶ **Apis**
▶ **Sulfur**

▶ **Antimonium**
tartaricum
▶ **Kalium**
bichromicum
▶ **Spongia**

Symptome Bevor die Symptome allmählich abklingen, kann sich der Husten noch einmal verschlimmern.

Mittel Wenn die Brust voller Schleim ist, die Atmung rasselt, aber der Schleim nicht hochgebracht werden kann, es zu Atemnot und Übelkeit kommt und die Nasenflügel sich fächerartig bewegen: Antimonium tartaricum. Wenn der Auswurf zäh, klebrig, fadenziehend, dick und gelb ist: Kalium bichromicum. Bei kruppösem Husten mit Verschlimmerung während der Nacht: Spongia.

Keuchhusten

Diese Krankheit ist eine bakterielle Infektion der oberen Luftwege. Sie ist hoch ansteckend und wird durch Tröpfcheninfektion oder die Berührung infektiöser Ausscheidungen übertragen. Bei Säuglingen kann Keuchhusten dramatisch verlaufen.

▶ **Belladonna**

Symptome Nach der Ansteckung scheint das Kind für ein bis zwei Wochen an Grippe erkrankt zu sein.

Mittel Belladonna ist das Hauptmittel während dieser Zeit.

▶ **Drosera**
▶ **Cuprum**
metallicum
▶ **Spongia**
▶ **Coccus cacti**

Symptome Ab der dritten Woche kommt es zu den typischen Symptomen: krampfartige Hustenanfälle mit deutlich hörbarem Einatmen. Nach jedem Hustenanfall wird zäher, klarer Speichel ausgeworfen.

Mittel Das Hauptmittel bei Keuchhusten ist Drosera. Wenn entweder starke Atemnot mit bläulicher Verfärbung im Gesicht auftritt oder der Husten sich durch kalte Getränke bessert und Krämpfe auftreten: Cuprum metallicum. Wenn Husten und Atemnot sich nachts verschlimmern und warme Speisen und Getränke bessern: Spongia. Wenn der Kehlkopf kribbelt und sich dicker, zäher, durchsichtiger Schleim im Kehlkopf ansammelt, der dann erbrochen wird: Coccus cacti.

▶ **Sanguinara**

Symptome Die Krankheit dauert in der Regel sechs bis zwölf Wochen. Bei normalem Verlauf nehmen die Hustenanfälle nach etwa sechs Wochen langsam ab.

Mittel Einige typische Folgeerscheinungen halten oft noch an: Durchfall, nachdem der Husten aufhört, Übelkeit mit Abneigung gegen Butter und Süßigkeiten, Brennen in Händen und Füßen, Hitzewallungen. Rechtsseitige Kopfschmerzen. In diesen Fällen gibt man Sanguinara.

Mumps

Mumps ist eine Virusinfektion der Speicheldrüsen. Sie wird meist durch Tröpfcheninfektion übertragen. Die Inkubationszeit beträgt ca. 12 bis 22 Tage. Vor allem für Jungen ist es wichtig, diese Krankheit vor der Pubertät durchzumachen, da im späteren Alter Komplikationen wie Hodenentzündung zu Sterilität führen können.

Symptome Das Kind fühlt sich müde und abgeschlagen, es bekommt Kopf-, Hals-, Glieder- und Ohrenschmerzen und hat eine leicht erhöhte Temperatur.
Mittel Im ersten Krankheitsstadium oder als Prophylaxe ist meist Belladonna angezeigt.

▶ **Belladonna**

Symptome Nach der Beginnphase schwellen die Ohrspeicheldrüsen meist beidseitig schmerzhaft an. Die Ohrläppchen stehen ab, und das Öffnen des Mundes sowie das Kauen schmerzen. Hinter den Ohrmuscheln ist die Haut gespannt und glänzend.
Mittel In vielen Fällen bleibt Belladonna das Hauptmittel. Wenn sehr viel Speichel gebildet wird, das Kind einen üblen Mundgeruch hat, stark schwitzt und sehr empfindlich gegen Kälte und auch Hitze ist: Mercurius. Wenn der Mund morgens beim Aufwachen sehr trocken ist, das Kind dauernd fröstelt, oft Angina und kalte Füße hat, die übel riechend schwitzen: Barium carbonicum. Wenn das Kind unruhig und ängstlich ist (besonders nachts), die Schmerzen vor allem abends in die Ohren ausstrahlen und auf der Zungenspitze ein rotes Dreieck zu sehen ist: Rhus toxicodendron.

▶ **Belladonna**
▶ **Mercurius**
▶ **Barium carbonicum**
▶ **Rhus toxicodendron**

Symptome Manchmal halten nach der Erkrankung bestimmte Symptome an. Auch kann es zu einem erneuten Fieberanstieg kommen, oder es treten Kopfschmerzen, Erbrechen und Nackensteifigkeit auf. Außerdem sind Komplikationen wie Hoden- oder Hirnhautentzündung möglich. Deshalb ist es so wichtig, bei Mumps grundsätzlich einen Fachmann zurate zu ziehen!
Mittel Wenn die Schwellung der Ohrspeicheldrüsen bestehen bleibt, wird der Homöopath wahrscheinlich Barium carbonicum geben. Bei Hodenentzündung: Clematis, Hamamelis, Pulsatilla, Rhus toxicodendron. Bei Hirnhautentzündung: Apis, Belladonna.

▶ **Barium carbonicum**
▶ **Clematis**
▶ **Hamamelis**
▶ **Pulsatilla**
▶ **Rhus toxicodendron**
▶ **Apis**
▶ **Belladonna**

Bei allen klassischen Kinderkrankheiten sind viel Ruhe, intensive Zuwendung und reichliches Trinken besonders wichtig. Geeignet sind Wasser, verdünnte Obst- und Gemüsesäfte sowie Kräutertees.

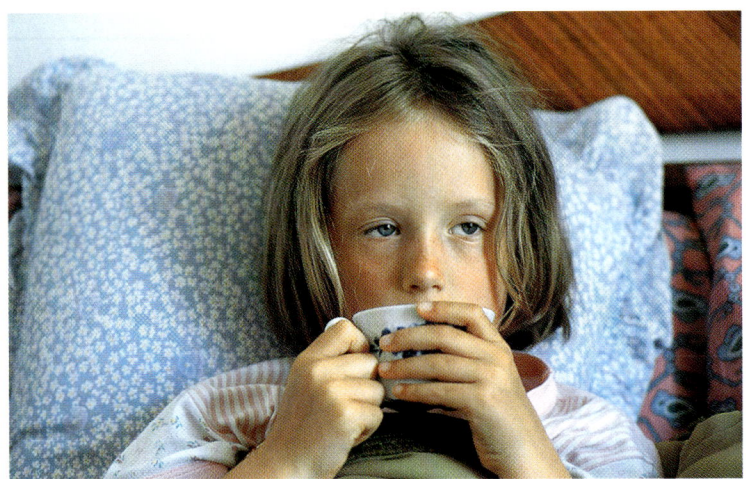

Röteln

Dabei handelt es sich um eine Virusinfektion, die an sich völlig harmlos ist. Für Mädchen ist es aber wichtig, diese Krankheit vor der Pubertät hinter sich zu bringen: Tritt sie in den ersten Wochen der Schwangerschaft auf, kann das zur Schädigung des ungeborenen Kindes führen.

▶ **Aconitum** **Symptome** Fleckiger Hautausschlag, der im Gesicht und am Hals beginnt und sich dann über den ganzen Körper ausbreitet. Der Ausschlag hält etwa drei Tage lang an. Typisch für Röteln ist die Schwellung der Lymphknoten, zuerst im Nacken und hinter den Ohren, dann überall.
Mittel Das Hauptmittel bei Röteln ist Aconitum.

Scharlach

Scharlach ist eine bakterielle Infektionskrankheit. Sie tritt meist in der kalten Jahreszeit auf. Wenn die Mutter selbst Scharlach hatte, sind Säuglinge in den ersten Lebensmonaten immun dagegen.

Symptome Fieber, Mandelentzündung und Hautausschlag sind die drei Leitsymptome dieser Erkrankung. Der hintere Rachen ist gerötet und schmerzt, der feinfleckige, hochrote Hautausschlag wird später blass und schuppig. Die Zunge ist zuerst weiß belegt und bekommt danach das typische »Himbeeraussehen«.

Mittel Das Hauptmittel bei Scharlach ist Belladonna. Wenn der Ausschlag eine bläuliche Verfärbung zeigt und die Halsschmerzen linksseitig sind: Lachesis. Wenn sich Ödeme entwickeln, vor allem an den unteren Augenlidern, oder wenn sich das Hautgewebe entzündet: Apis. Wenn der Patient sehr schwach und schläfrig ist und der Ausschlag nicht herauskommt: Ammonium carbonicum. Wenn das Kind sehr heiß, äußerst gereizt, überempfindlich gegen Schmerz ist und sich beruhigt, wenn es herumgetragen wird: Chamomilla. Wenn sich das Zellgewebe der oberen Hautschicht entzündet, die Haut juckt und brennt und warme Anwendungen bessern: Rhus toxicodendron.

▶ **Belladonna**
▶ **Lachesis**
▶ **Apis**
▶ **Ammonium carbonicum**
▶ **Chamomilla**
▶ **Rhus toxicodendron**

Windpocken

Bei dieser Krankheit handelt es sich um eine hochgradig ansteckende Herpesvirusinfektion. Die Übertragung erfolgt durch direkten Kontakt mit einem Kranken, aber auch über die Luft. Falls die Erkrankung nicht vollständig auskuriert wird, kann eine Anfälligkeit für Gürtelrose entstehen, die vom gleichen »Zoster«-Virus ausgelöst wird.

Symptome Nach einem leichten Temperaturanstieg bilden sich rote Flecken, die sich rasch in stecknadelkopf- bis erbsengroße Bläschen verwandeln. Der Ausschlag tritt zuerst am Rumpf auf und weitet sich dann auch auf die Gliedmaßen und das Gesicht aus.
Mittel Hauptmittel bei Windpocken ist Antimonium tartaricum. Bei sehr plötzlichem und heftigem Verlauf, aber nur im ersten Krankheitsstadium: Aconitum.

▶ **Antimonium tartaricum**
▶ **Aconitum**

Symptome Die Windpocken erscheinen während drei oder vier Tagen schubweise. Der Körper ist dann von Flecken und Bläschen übersät. Es besteht starker Juckreiz.
Mittel Wenn der Hautausschlag Magenprobleme verursacht, die Haut empfindlich gegen kühles Wasser und Baden ist und die Krusten dick, hart und honigfarben sind: Antimonium crudum. Wenn das Kind sehr weinerlich ist, viel Trost sucht, reichlich frische Luft braucht und gehaltvolle Speisen nicht gut verträgt: Pulsatilla. Wenn die Haut unerträglich juckt, das Kind äußerst ruhelos und nachts ängstlich ist, es sich dauernd bewegen muss und Nässe und Kälte seinen Zustand verschlimmern: Rhus toxicodendron.

▶ **Antimonium crudum**
▶ **Pulsatilla**
▶ **Rhus toxicodendron**

Zahnprobleme

Die Zahnungsperiode ist für die meisten Kinder eine unangenehme Zeit. Einige Kindertypen, z. B. Chamomilla, leiden schon aus dem Grund mehr als andere, weil sich ihr Nervensystem permanent im Alarmzustand befindet. Andere, wie Pulsatilla, weinen von Natur aus schneller und werden in dieser Zeit der neuen Belastung noch verdrießlicher und anlehnungsbedürftiger sein als sonst.

Eine andere Gruppe von Kindern erlebt die Zahnung als eine so einschneidende Veränderung, dass sie zu manchmal gravierenden Nebenerscheinungen führt. In solchen Fällen treten z. B. Augensymptome oder Husten auf, es können sich Krämpfe entwickeln, und in einzelnen Fällen kann es sogar zu Gehirn- oder Hirnhautentzündung kommen. Sind die Zähne einmal da, fangen sie bei manchen Kindern schon bald an zu verfallen. Sie werden in kürzester Zeit kariös, verfärben sich und fallen schließlich sogar aus. Natürlich spielen hier gründliche Zahnpflege und vernünftige Ernährung eine wichtige Rolle, aber die Neigung zu Zahndefekten kann auch vererbt sein.

Die richtigen homöopathischen Arzneien können bei Zahnproblemen sowohl bei vererbter Veranlagung als auch im Akutfall die nötige Hilfe leisten. Die »richtigen« Arzneien sind natürlich solche, die in ihrem Mittelbild dem gesamten Symptomenkomplex des Patienten entsprechen. Bei langsamer Zahnung oder Zahnzerfall liegt die Ursache im konstitutionellen Bereich; die Behandlung ist einem Homöopathen zu überlassen. Treten akut Zahnschmerzen auf, kann man zuerst auch selbst versuchen, diese homöopathisch zu beheben. Geben Sie das richtige Mittel in der C30-Potenz – eine Gabe alle zwei Stunden –, bis eine Besserung der Beschwerden eintritt.

Die Zahnung beginnt bereits, wenn das Baby noch gar nicht auf der Welt ist: im fünften oder sechsten Schwangerschaftsmonat. Der erste Zahn zeigt sich dann zwischen dem vierten und achten Lebensmonat des Kindes.

Langsame Zahnung

Symptome Zahnung, die nicht unbedingt verspätet kommt, aber auf jeden Fall zu lange andauert.

Allgemein Das Kind hat einen großen Kopf, einen großen harten Bauch und geschwollene Drüsen. Es ist dick oder neigt zum Dickwerden, ist träge und schwitzt viel, vor allem nachts am Kopf. Der Schweiß riecht säuerlich. Allgemeine Abneigung gegen Milch, die die Symptome auch verschlimmert.

Körperlich Oft reagiert das Kind mit Durchfall, der, wie der Schweiß, meist einen säuerlichen Geruch hat. Es können auch Augenbeschwerden hinzukommen.   **Calcium carbonicum**

Symptome Die Zähne kommen langsam durch.
Allgemein Das Kind ist blass und dünn, wächst schnell und hat einen schlaffen Bauch. Es ist sehr unruhig, reizbar, trampelt und tritt mit den Beinen und dreht sich im Bett ständig hin und her. Die Fontanelle schließt sich langsam.
Körperlich Starke Neigung zu Durchfall in der Zahnungsphase.   **Calcium phosphoricum**

Symptome Verzögerte Zahnung.
Allgemein Das Kind hat einen großen Kopf, ist aber schlank. Es ist blass, kälteempfindlich und schwitzt viel, besonders am Kopf, an Händen und Füßen. Der Schweiß ist oft übel riechend. Starke Eiterungsneigung.
Körperlich Starker Speichelfluss während der Zahnung.   **Silicea**

Schmerzhafte Zahnung

Allgemein Das Kind ist extrem reizbar, aber beruhigt sich, wenn es herumgetragen wird. Hitze am ganzen Körper – auch der Atem, der Schweiß und der Stuhl sind heiß.
Körperlich Die eine Wange ist rot und geschwollen, die andere blass. Durchfall von grasgrüner Farbe, nach faulen Eiern riechend. Schlaflosigkeit während der Zahnungsperiode. Zuckungen und Krämpfe.   **Chamomilla**

Allgemein Das Kind schwitzt stark und ist sehr empfindlich sowohl gegen Wärme als auch gegen Kälte. Der Schweiß sieht ölig aus. Starke Neigung zu Drüsenschwellungen. Starke Eiterungsneigung.
Körperlich Starker Speichelfluss, vor allem während der Schlafphase. Übler Mundgeruch.   **Mercurius**
Körperlich Sehr starke Zahnschmerzen führen zu Schlaflosigkeit. Die Beschwerden bessern sich, wenn das Kind eiskaltes Wasser in den Mund nimmt.   **Coffea**

Allgemein Das Kind ist sehr reizbar, ähnlich wie das Chamomilla-Kind. Bei Chamomilla jedoch bessert Kälte, während hier Wärme für Besserung der Beschwerden sorgt.

Kreosotum **Körperlich** Sehr schmerzhaftes Zahnfleisch, grüner Durchfall, heiß und ätzend, Schlaflosigkeit.

Allgemein Schlaflosigkeit und starke Reizbarkeit. Alle Ausscheidungen riechen sauer. Die Symptome bessern sich durch Wärme.

Rheum palmatum **Körperlich** Starkes Schwitzen, tagsüber und nachts. Die Haare sind dadurch ständig nass. Kalter Schweiß im Gesicht, vor allem um Mund und Nase. Starker Speichelfluss.

Zahnzerfall

Allgemein Schnell wachsende Kinder, dünn und mit wenig Energie. Schnelle Erschöpfung und Kopfschmerzen. Das Kind seufzt viel und ist gleichgültig. Verlangen nach Veränderung. Milchunverträglichkeit.

Calcium phosphoricum **Körperlich** Die Zähne reagieren empfindlich auf Berührung, Luftzug, warme und kalte Speisen und beim Kauen. Sie werden bröckelig und fallen schließlich aus.

Allgemein Kind von feinem Körperbau, fröhlich, aktiv. Das Kind möchte ständig in Bewegung sein, auch wenn es körperlich dazu gar nicht imstande ist. Es ist sehr warmblütig. Wärme verschlimmert, Kälte bessert die Beschwerden. Die Nägel sind oft stark deformiert.

Fluoricum acidum **Körperlich** Sehr dünner Zahnschmelz, Zähne sind sehr dunkel. Der Zahnverfall fängt mit Abszessen an den Wurzeln an. Starker Speichelfluss und übler Mundgeruch. Die Zähne sind sehr empfindlich gegenüber Berührung. Fisteln am Zahnfleisch.

Allgemein Das Kind wächst schnell und ist für sein Alter sehr groß. Es ist extrem reizbar und wirft Dinge weg, die man ihm anbietet. Alle Absonderungen sind heiß, ätzend und übel riechend. Brennender Tränenfluss macht die Augenlider rot und geschwollen.

Kreosotum **Körperlich** Die Zähne werden schwarz oder haben dunkle Flecken. Übler Mundgeruch. Schwammiges und blutendes Zahnfleisch.

Allgemein Das Kind ist äußerst empfindlich gegenüber Hitze und Kälte. Starke Schweißabsonderung, ölig aussehend. Hohe Erkältungsneigung mit chronisch geschwollenen Mandeln und Lymphdrüsen. Tendenz zu gelbgrünen Eiterungen.

Körperlich Starker Speichelfluss und übler Mundgeruch. Der Zahnzerfall fängt meist mit Abszessen an den Wurzeln an. Manchmal ist die Zahnkrone zuerst befallen. Die Zähne haben eine gelbe, graue oder schwarze Farbe.

Mercurius

Allgemein Sehr sensible und nachgiebige Kinder, die sich gefühlsmäßig unterdrückt fühlen. Überempfindlichkeit gegen Berührung. Das Kind schluckt ständig, ist nervös und zittrig durch unterdrückten Zorn.
Körperlich Empfindliche Zähne, Schmerzen beim Zähneputzen. Frühzeitiger Verfall der Zahnkrone. Die Zähne werden schwarz.

Staphisagria

Allgemein Das Kind ist sehr sensibel und verschlossen. Es versucht, sich so zu benehmen, dass man es mag. Musik verursacht Weinen. Das Kind kann sich schlecht in Worten ausdrücken. Im Handeln ist es sehr genau bzw. pingelig. Die Haut sieht ölig aus, die Nägel sind deformiert. Starke Neigung zur Warzenbildung, oft am Kinn.
Körperlich Verfall der Zahnhälse und der Zahnwurzeln. Das Zahnfleisch weicht von den Zähnen zurück. Weiße Flecken am Zahnfleisch, das schmerzhaft und wund ist.

Thuja

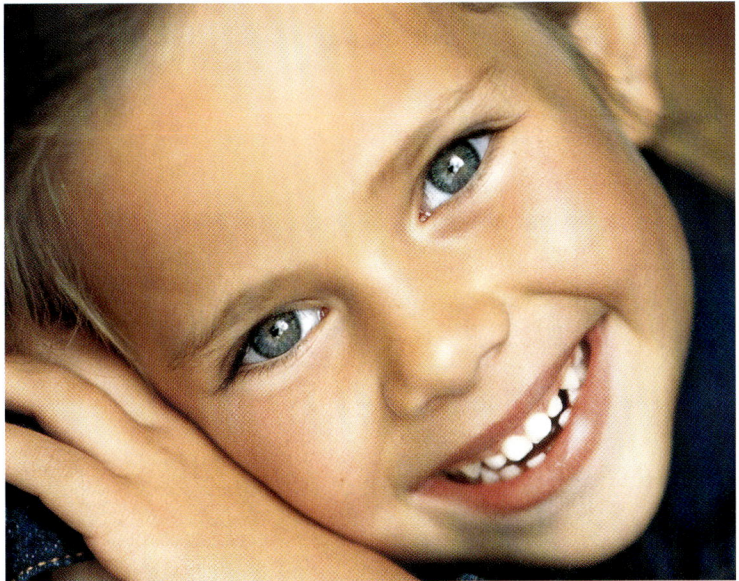

Ein strahlendes Lächeln von Anfang an: Gewöhnen Sie Ihr Kind frühzeitig an umfassende Zahnhygiene, und schützen Sie sein Gebiss durch vernünftige Ernährung und regelmäßige Prophylaxebehandlungen beim Zahnarzt.

137

Eingeweidebrüche

Ein Eingeweidebruch, auch Hernie genannt, ist Folge einer Gewebe-schwäche, bei der innere Organe durch die geschwächte Bauchwand nach außen treten. In der Nabelregion und der Leiste bilden sich Her-nien am leichtesten. Wenn das Kind durch Schreien, Husten oder Pres-sen Druck auf diese Stelle ausübt, wölbt sich der Bruchsack vor. Meist lässt sich dieser ohne viel Mühe wieder in den Bauchraum zurückschie-ben. Gelingt das nicht, liegt eine eingeklemmte Hernie vor.

Im Allgemeinen muss eine Hernie vom Chirurgen beseitigt werden, aber in etwa 30 Prozent der Fälle ist auch eine erfolgreiche homöopa-thische Behandlung möglich. Das trifft vor allem zu, wenn der Bruch im Umfang gering ist. Sehr wichtig ist, dass mit der Behandlung so früh wie möglich begonnen wird und das Mittel über Monate ungestört wirken kann.

Leistenbruch

Aurum metallicum

Symptome Das Kind, meist ein Junge, ist schwer gebaut. In seiner Ent-wicklung ist es verzögert. Es macht einen lustlosen, wenig vitalen Ein-druck und leidet oft an hartnäckigen Blähungen.

Lycopodium

Symptome Das Kind sieht im Gesicht älter aus, als es ist. Sein Ober-körper ist schwach entwickelt. Es hat sehr großes Verlangen nach Süßigkeiten. Der Bauch ist oft schmerzhaft aufgebläht, und es kommt zu häufigem Windabgang. Die Beschwerden hat das Kind in den meis-ten Fällen rechtsseitig.

Nitricum acidum

Symptome Das Kind ist reizbar, eigensinnig, boshaft. Die Gemütssym-ptome bessern sich beim Autofahren. Es hat ein ausgesprochenes Verlangen nach fettigen und salzigen Speisen. Die Neigung zu Ver-stopfung führt zu starkem Pressen. Nach dem Stuhlgang treten schnei-dende Schmerzen auf.

Nux vomica

Symptome Große Empfindlichkeit gegenüber Geräuschen, Gerüchen, Licht. Das Kind ist reizbar und mürrisch. Es klagt oft über ein wundes Gefühl in der Bauchwand. Der Leistenring ist schwach entwickelt, und die Brüche neigen zur Einklemmung.

Nabelbruch

Symptome Das Kind hat einen großen Kopf und Bauch. Es neigt zum Dicksein, ist wenig vital und schwitzt viel, vor allem nachts am Kopf. Schweiß und Stuhl haben einen säuerlichen Geruch, seine Hände und Füße sind oft kalt. Es neigt sehr stark zu Erkältungen.

Calcium carbonicum

Symptome Das Kind ist geistig sehr aktiv und hat ein starkes Bedürfnis zu reden. Sein Bauch ist aufgetrieben, es verträgt keinen Kleiderdruck. Die Haut um die Bruchstelle ist dunkelblau verfärbt.

Lachesis

Symptome Bauch und Magen sind sehr stark aufgetrieben. Während oder nach dem Stuhlgang wird das Kind manchmal ohnmächtig. Sein Mund ist meist sehr trocken, aber es hat keinen Durst.

Nux moschata

Symptome Das Kind ist sehr empfindlich gegenüber äußeren Eindrücken wie Licht, Geräusche und Gerüche. Bauch und Magen vertragen keine Berührung und keinen Druck. Das Kind klagt über ein wundes Gefühl in der Bauchwand.

Nux vomica

Wurmerkrankungen

Da Kinder die Eigenart haben, vieles in den Mund zu stecken, lässt sich Parasitenbefall bei ihnen fast nicht vermeiden. An dieser Tatsache können auch die besten hygienischen Verhältnisse kaum etwas ändern. Wurmerkrankungen sind zwar unangenehm und meist auch hartnäckig, verursachen in der Regel jedoch keine ernsthaften gesundheitlichen Störungen. Die häufigsten Schmarotzer in der Kindheit sind Madenwürmer. Die Infektion erfolgt durch deren Eier, die z. B. mit schlecht gewaschenem Obst oder Gemüse bzw. durch die mit Stuhl verschmutzten Finger in den Mund gelangen. Auch wurmbefallene Hunde sind häufige Überträger.

Symptome Jucken und Brennen am Anus, einhergehend mit Rückenschauder. Schmerzen in der Lebergegend. Bei diesem Patienten bestehen oft angeborene Venenerweiterungen, vor allem im Rachenbereich. Das Kind verspürt Magenschmerzen, etwa drei Stunden nach einer Mahlzeit.

Aesculus hippocastanum

Barium carbonicum   **Symptome**   Jucken und Nässen am Anus. Die Entwicklung dieses Kindes ist, sowohl geistig als auch körperlich, meist verzögert. Das Kind hat chronisch geschwollene Mandeln, erkältet sich schnell und hat Angst vor Fremden.

Calcium carbonicum   **Symptome**   Bandwurmbefall. Jucken, Kribbeln, Zusammenschnürungsgefühl im Mastdarm. Das Kind ist dick und schlaff, erkältet sich leicht und schwitzt viel, vor allem nachts am Kopf. Milch verträgt es nicht, aber weich gekochte Eier isst es gern.

Cina   **Symptome**   Das Kind ist schlecht gelaunt, ärgerlich, will nicht berührt oder angesehen werden. Es möchte auf dem Bauch liegen. Das Kind neigt zum Dicksein und hat einen sehr großen Appetit. Es bohrt oft in der Nase oder zupft an ihr. Der Stuhl ist weißlich und enthält schleimige Klümpchen.

Natrium phosphoricum   **Symptome**   Das Kind ist ängstlich und verschlossen, errötet leicht. Sein Magen ist oft übersäuert, durch zu viel Zucker und Milch. Saures Erbrechen und grünlicher Durchfall treten häufig auf. Die Zunge und der Gaumen sind gelb-cremig belegt, und auch die Absonderungen aus den Augen haben eine gelbliche Farbe. Es besteht nicht selten ein Knacken in den Gelenken.

Ratanhia   **Symptome**   Madenwürmer. Jucken und Schmerzen am Anus, als würde er voller Splitter stecken. Das Kind hat stark schmerzende und brennende Hautrisse im Analbereich. Es klagt oft über quälende Kopfschmerzen, die nach dem Stuhlgang auftreten.

Sabadilla   **Symptome**   Der Wurmbefall löst Begleiterscheinungen aus wie Krampfanfälle oder Atemnot. Das Kind ist fest davon überzeugt, irgendwelche Krankheiten zu haben. Es hat merkwürdige Einbildungen und ist sehr empfindlich gegenüber Aufenthalten im Freien.

Spighelia   **Symptome**   Es treten Störungen der Augen, des Herzes oder der Nerven auf. Das Kind hat Angst vor scharfen, spitzen Gegenständen. Es besteht häufiger, erfolgloser Stuhldrang. Berührung löst Schauderwellen aus, die den ganzen Körper durchziehen.

Symptome Jucken, Brennen und Rötung des Anus. Das Kind ist warm-blütig und hat eine trockene, raue oder harte Haut. Die Hautbe-schwerden verschlimmern sich durch Wasser. Das Kind kratzt sich häu-fig am Anus. Der Stuhl ist fast immer übel riechend.

Sulfur

Symptome Jucken des Anus, vor allem abends und nachts im Bett. Das Kind hat oft Polypen (Schleimhautgeschwulste). Ungewöhnlich großer Hunger verhindert den Schlaf.

Teucrium marum

Das kindliche Immunsystem stärken

● **Stillen**
Ein Baby sollte so lang wie möglich gestillt werden – sechs Monate wären ideal. Mutter-milch enthält wichtige Sub-stanzen, die das Abwehrsys-tem mit aufbauen.

● **Bewegung und frische Luft**
Ausreichende Bewegung im Freien bei jedem Wetter – natürlich immer mit angemes-sener Bekleidung – ist für Kin-der ein lebenswichtiges Be-dürfnis. Größere Kinder sollten auch in Maßen, aber regel-mäßig Sport treiben (Rad fah-ren, schwimmen etc).

● **Gesundes Raumklima**
Das Kinderzimmer sollte nicht zu warm sein und mehrmals täglich gründlich gelüftet wer-den. In der winterlichen Heiz-periode verhindern Luftbe-feuchter zu trockene Atemluft.

● **Ernährung**
Der kindliche Speiseplan sollte reichlich frisches Obst und Gemüse, Vollkorn- und Milch-produkte in möglichst guter Qualität beinhalten. Zucker – insbesondere Süßigkeiten –, fette Speisen, Fleisch und Fast-food müssen auf ein Minimum reduziert werden.

● **Erholsamer Schlaf**
Kinder kommen leichter zur Ruhe, wenn sie an regelmäßi-ge Schlafzeiten gewöhnt sind. Dabei hat jedes Kind natürlich seinen individuellen Rhyth-mus, den man berücksichtigen muss. Der Tagesausklang soll-te insgesamt möglichst harmo-nisch gestaltet werden und nicht mehr zu sehr von wildem Toben bestimmt sein. Diese Entspannung fördert das Ein-schlafen.

Eine vernünftige Lebensführung ist wichtige Voraus-setzung für die gesunde Entwick-lung von Kindern.

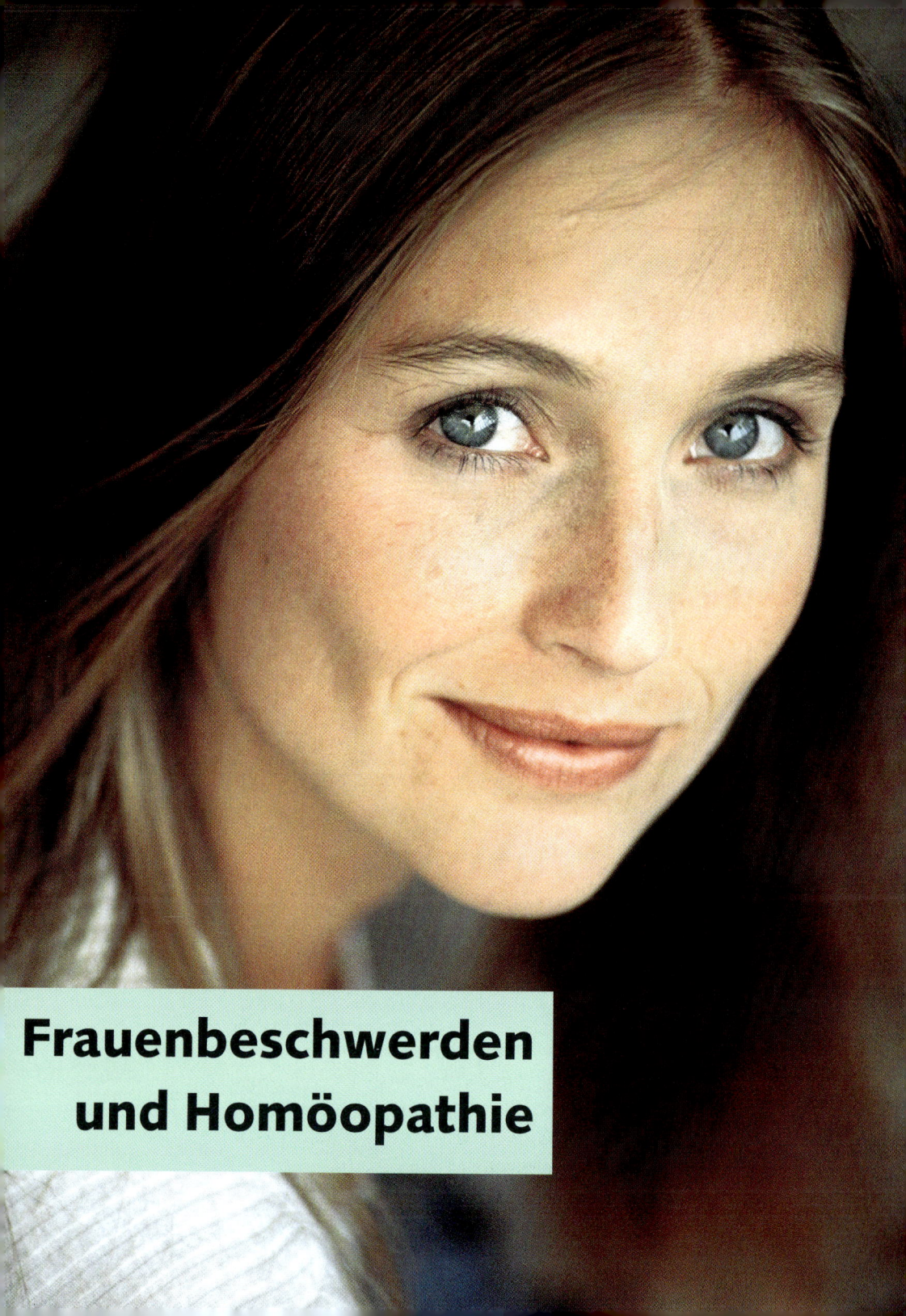

Frauenbeschwerden und Homöopathie

Hilfe zur Selbsthilfe

Die Vorstellung, es könnte in der Homöopathie typische Frauenmittel geben, ist eigentlich irreführend, denn es werden ja nicht die einzelnen Beschwerden behandelt. Grundsätzlich ist die Gesamtheit der Symptome ausschlaggebend für die Mittelwahl, egal, ob es sich nun um ein Kind, einen Mann oder eine Frau handelt. Allerdings deuten viele geschlechtsbedingte Leiden auf bestimmte Mittel hin, die man salopp auch als Frauen- oder Männermittel bezeichnet. Diese Homöopathika, die bei typischen Frauenbeschwerden lindern bzw. heilen, sollen im Folgenden vorgestellt werden.

Der Lebenszyklus einer Frau ist von einschneidenden Hormonumstellungen geprägt. Das Mädchen entwickelt sich mit der ersten Monatsblutung zur geschlechtsreifen Frau. Die junge Frau wird vielleicht schwanger und gebiert neues Leben. Dann stellt der Körper die Phase der Fruchtbarkeit ein, und die zweite große Hormonumstellung führt in die dritte, abschließende Lebensperiode.

In der Klassischen Homöopathie kommt es auf das Individuum, nicht auf sein Geschlecht an. Aber auch wenn es fachlich eigentlich nicht korrekt ist, gibt es doch eine ganze Reihe von Homöopathika, die besonders häufig bei frauenspezifischen Beschwerden erfolgreich zum Einsatz kommen.

Beschwerden natürlich regulieren

Der Prozess des Frauwerdens bzw. der Übertritt in die zweite oder dritte Lebensphase ist, wie auch die Kinderzeit, hervorragend homöopathisch zu begleiten. Die richtig gewählte Arznei kann überschießende Beschwerden auf sehr sanfte Art regulieren. Da es in solchen Fällen immer um eine konstitutionelle Behandlung geht, ist es zu empfehlen, einen Klassischen Homöopathen zurate zu ziehen.

Es gibt Dutzende von Arzneien, die solche Beschwerden wie verfrühte oder verspätete Monatsblutung, Schwindel- und Ohnmachtsanfälle, Blasenprobleme, Kopfschmerzen oder Ausfluss heilen können, vorausgesetzt, das gesamte Symptombild ist mit dem Mittel im Einklang. Dieses Gesamtbild zu erfassen, ist seiner Komplexität wegen für den Laien praktisch unmöglich.

Es gibt jedoch auch Fälle, in denen bestimmte akute Beschwerden auftreten, die mit etwas homöopathischem Feingefühl durchaus selbst zu behandeln sind. Das gilt insbesondere für viele Menstruationsbeschwerden, die in diesem Kapitel beschrieben werden.

143

Probleme in der Pubertät

Dass eine hormonelle Umstellung unter Umständen heftige Gemütserregungen auslöst, ist durchaus normal. Es gibt jedoch auch Mädchen, die ihre Gefühle und auch körperliche Symptome so schlecht unter Kontrolle halten können, dass man sie schließlich als hysterisch bezeichnet. Vier wichtige Mittel der Klassischen Homöopathie kommen dann in Betracht.

Antimonium crudum **Symptome** Die junge Frau schwankt zwischen extremer Glückseligkeit und Sentimentalität auf der einen und absoluter Verdrießlichkeit und Verschlossenheit auf der anderen Seite. Sie liebt alles Romantische. Wird sie in der Liebe enttäuscht, neigt sie zum Selbstmord. Antimonium-crudum-Menschen ertragen es nicht, angesehen oder berührt zu werden. Sie haben ein starkes Verlangen nach sauren Sachen, und ihre Zunge ist meist weiß belegt.

Lachesis **Symptome** Es kommt zu aufgeregtem und scheinbar unaufhörlichem Reden in einem solchen Tempo, dass ab und zu sogar halbe Sätze weggelassen werden. Die junge Frau ist ihren Freunden und ihrer Familie gegenüber außerordentlich argwöhnisch und eifersüchtig. Enttäuschte Liebe kann zu Herzbeschwerden führen. Weinkrämpfe lösen Schmerzen in der Herzgegend und Atemnot aus. Sogar leichter Kleiderdruck wird am Hals nicht vertragen. Der Lachesis-Frau geht es vor der Monatsblutung meist schlecht, während die Beschwerden sich bessern, sobald die Blutung eingesetzt hat. Viele ihrer Symptome treten vorzugsweise linksseitig auf.

Moschus **Symptome** Hysterische Ausbrüche bei Verwöhnten, die es mit allen möglichen Mitteln immer wieder schaffen, ihren Willen durchzusetzen. Sie sind selbstsüchtig, stur, eigensinnig und simulieren Krankheiten in allen möglichen Varianten. Die junge Frau regt sich häufig so sehr auf, dass sie ohnmächtig wird oder blau im Gesicht anläuft. Ihr Kehlkopf schnürt sich vor Wut zusammen, wenn sie nicht bekommt, was sie will. Sie lacht oft unkontrolliert, und ihr Herz kann »zittern«, obwohl der Pulsschlag normal ist. Während der Menstruation neigt sie zu gelegentlichen Ohnmachtsanfällen.

Symptome Die junge Frau reagiert überempfindlich auf Lärm, Bewegung und Anstrengung. Laute Geräusche lösen Schmerzen aus, vor allem in den Zähnen. Dem Zahnschmerz folgen oft Kälteschauder. Körperliche Bewegung und Augenschließen verursachen Übelkeit, eventuell mit Erbrechen. Die Frau hat ein starkes Verlangen nach Orangen und Bananen. Viele Symptome werden von Schwindel begleitet. **Theridion**

Menstruationsbeschwerden

Es gibt fast keine Frau, die nicht mit zyklusbedingten Beschwerden zu tun hat. Diese hängen meist eng mit der individuellen Konstitution zusammen und sollten entsprechend fachkundig homöopathisch behandelt werden. Es gibt jedoch auch menstruationsbedingte Beschwerden, die eine deutlich erkennbare auslösende Ursache haben. Diese Beschwerden, die akut und vereinzelt auftreten, lassen sich unter Umständen auch selbst behandeln, falls die Grundregeln der Klassischen Homöopathie konsequent befolgt werden.

Wenn Sie sich bei der Mittelwahl sicher sind, d. h., dass sich die Gesamtheit der Beschwerden in der Arzneibeschreibung wiederfinden lässt, nehmen Sie alle zwei Stunden eine Gabe in der C30-Potenz. Sobald eine Besserung spürbar wird, setzen Sie die Einnahme ab. Falls ein Ergebnis ausbleibt, fragen Sie Ihren Homöopathen, denn dann haben Sie den Fall nicht richtig beurteilt.

Anstrengung löst die Blutung aus

Symptome Die Patientin fühlt sich aufgedunsen und verträgt keine enge Kleidung um die Taille. Kurz vor und während der Menses bekommt sie Durchfall. Ihr Achselschweiß hat einen Knoblauch- oder Zwiebelgeruch. Während der Periode ist sie ungeschickt und lässt vieles aus den Händen fallen. **Bovista**

Symptome Frauen von dicker und schlaffer Statur, mit starker Erkältungsneigung. Die Füße sind kalt und feucht. Die Frau schwitzt schon bei geringer Anstrengung und leidet unter Ängsten und Befürchtungen. Es beschäftigt sie sehr, was andere Leute über sie sagen. Sie isst gern Süßigkeiten und weich gekochte Eier und hat eine starke Abneigung gegen Milch. **Calcium carbonicum**

145

Rhus toxicodendron Symptome Die Patientin ist sehr ruhelos; vor allem nachts ist sie ängstlich. Sie neigt dazu, ihre Gefühle zu verbergen und verhält sich körperlich und emotional steif. Feuchtes, kaltes Wetter verschlimmert ihre Beschwerden, Wärme und warme Getränke bringen Linderung.

Trillium pendulum Symptome Das Beckengebiet ist erschlafft. Die Frau verspürt Besserung durch eng anliegende Kleidung oder enges Bandagieren. Sie hat das merkwürdige Gefühl, als ob ihre Hüften und der Rücken auseinander brechen würden.

Ärger löst die Blutung aus

Aconitum Symptome Die Beschwerden treten plötzlich und heftig auf. Die Frau ist sehr verängstigt und äußerst ruhelos.

Colocynthis Symptome Es besteht eine starke Reizbarkeit. Die Blutung löst heftige Schmerzen aus, die sich bessern bei hartem Druck oder durch Zusammenkrümmen.

Pulsatilla Symptome Die Frau ist sanft, herzlich, nachgiebig, liebevoll. Sie weint sowohl aus Kummer als auch aus Freude und hat ein starkes Verlangen nach frischer Luft.

Staphisagria Symptome Die Frau zeigt sich nachgiebig und sehr romantisch, aber sie unterdrückt ihre Gefühle. Sie fühlt sich leicht verletzt durch das, was andere über sie sagen. Es besteht eine ständige Neigung zu schlucken.

Aufregung löst die Blutung aus

Calcium carbonicum Symptome Dicke, schlaffe oder zum Dickwerden neigende Frauen voller Ängste und Befürchtungen. Die Frau schwitzt schon bei geringer Anstrengung und erkältet sich sehr leicht. Sie mag Süßigkeiten und weich gekochte Eier und hat meist eine Abneigung gegen Milch.

Sulfur Symptome Selbstbewusste, ichbezogene, phantasiereiche oder philosophierende Frauen. Sie neigen zu Hitzewallungen und brauchen viel Frischluft und Abkühlung. Viele ihrer Hautbeschwerden gehen mit Rötung und Trockenheit einher. Süßigkeiten und scharf gewürzte Speisen essen sie besonders gern.

Ein Schock löst die Blutung aus

Symptome Die Frau macht einen stark benommenen Eindruck und hat eine feuchte Haut. Ihr Gesicht ist dunkelrot, heiß und geschwollen.

Opium

Kummer löst die Blutung aus

Symptome Die Frau muss lange nachdenken, bevor sie antwortet. Sie hat das Gefühl, als verginge die Zeit zu schnell. Autofahren verursacht Schwindel und Übelkeit.

Cocculus

Symptome Die Frau ist nervös und hastig. Ein Kloßgefühl im Hals zwingt sie zu ständigem Schlucken. Sie seufzt viel, muss weinen, aber will nicht getröstet werden.

Ignatia

Autofahren verstärkt die Blutung

Symptome In einigen seltenen Fällen findet man dieses Symptom, das eine deutliche Indikation für Ammonium carbonicum ist. Konstitutionell ist die Frau meist dicklich und hat sehr wenig Vitalität. Ihre Haut ist bläulich, das Herz ist schwach, und es besteht eine ausgesprochene Abneigung gegen Aufenthalte im Freien.

Ammonium carbonicum

Tanzen verstärkt die Blutung

Symptome Die Frau ist wechselhafter Stimmung. Warme Zimmer verträgt sie nicht, aber der Aufenthalt im Freien bessert ihre Beschwerden.

Crocus

Symptome Die Frau klagt über unerträgliche Hitze. Diese verspürt sie innerlich, während sich die Haut bei Berührung kalt anfühlt. Sie hat großen Durst und ein starkes Verlangen nach Zucker. Ein warmes Zimmer verträgt sie nicht.

Secale

Schmerzhafte Blutung bei jungen Frauen

Symptome Die Frau ist unruhig, ungeschickt und lässt vieles aus den Händen fallen. Sie kann sich nicht konzentrieren, ist geschäftig, ohne wirklich zu wissen, was sie eigentlich will. Oft ist sie ausgesprochen eifersüchtig und weint wegen jeder Kleinigkeit. Obwohl sie ständig eine starke innere Hitze verspürt, hat sie keinen Durst. Es besteht eine ausgeprägte Neigung zu Ödemen. Die Schmerzen verschlimmern sich durch Bettwärme.

Apis

Calcium phosphoricum   **Symptome**   Die Frau ist unzufrieden, müde und gleichgültig. Studienarbeit verursacht Kopfschmerzen. Oft leidet sie unter Blutarmut. Kaltes, feuchtes Wetter verschlimmert ihre Beschwerden. Milch verträgt sie nicht. Für kurze Zeit lässt sie sich gern zu Aktivitäten motivieren, aber ihre Energie ist schnell aufgebraucht.

Cocculus   **Symptome**   Die Frau ist langsam im Handeln. Wenn man sie stört oder unterbricht, reagiert sie zornig. Sie ist von romantischer und sentimentaler Natur. Autofahren verursacht Übelkeit, und auch den Geruch von Essen verträgt sie schlecht. Speichelfluss und Durst sind charakteristisch bei diesem Mittel.

Graphites   **Symptome**   Die Frau ist äußerst unentschlossen und schüchtern. Sie sieht überall Schwierigkeiten auftauchen und regt sich aus innerer Unsicherheit über jede Kleinigkeit auf. Sie weint viel. Meist ist sie übergewichtig und sehr empfindlich gegen Kälte. Die Haut ist an vielen Stellen rau, hart und rissig.

Phytolacca   **Symptome**   Es besteht eine ausgeprägte Tendenz zu Drüsenschwellungen. Die Brüste sind hart und sehr empfindlich. Schmerzen treten plötzlich auf, strahlen in den gesamten Körper aus und hinterlassen ein generelles Wundheitsgefühl. Nachts und bei feuchtem, kaltem Wetter sind die Beschwerden schlimmer, Liegen auf dem Bauch bessert.

Pulsatilla   **Symptome**   Die Menstruationsschmerzen treten seit der ersten Regelblutung in Erscheinung. Die Frau hat meist einen sanften Charakter, ist liebevoll und schutzbedürftig. Sie weint leicht, aber lässt sich auch schnell wieder aufmuntern. Hitze und Wärme sowie stickige Räume verträgt sie nicht. Sie braucht viel frische Luft.

Unerträgliche Menstruationsschmerzen

Cactus   **Symptome**   Der Unterleib oder sogar der ganze Körper fühlen sich an wie eingeschnürt. Die Patientin verspürt zusammenziehende, pulsierende Schmerzen, die sich bei fortgesetzter Bewegung bessern. Sie sind oft von Herzsymptomen begleitet. Die Patientin schreit vor Schmerz, obwohl sie sonst eher schweigsamer Natur ist. Beim Hinlegen lässt die Regelblutung nach.

Symptome Zorn löst heftige Menstruationsschmerzen aus. Die Patientin ist äußerst gereizt und schmerzempfindlich. Auf Annäherung und Berührung reagiert sie sehr abweisend. Hitze, heißer Schweiß und Durst treten immer in Erscheinung.

Chamomilla

Symptome Die Frau ist normalerweise geistig sehr aktiv, phantasievoll und schnell im Handeln. Die Schmerzen bringen sie zum Verzweifeln. Vagina und Schamlippen sind überempfindlich gegenüber Berührung. Das Menstruationsblut ist klumpig und von fast schwarzer Farbe.

Coffea

Symptome Die beginnende Menstruation führt zu Krämpfen, die bis in die Brust ausstrahlen. Auch psychisch zeigt sich die Frau oft sehr verkrampft. Sie neigt zu übertriebener Selbstkritik und wird von Schuldgefühlen geplagt. Ihre Schmerzen verschlimmern sich bei Berührung und werden durch das Trinken von kaltem Wasser gelindert.

Cuprum metallicum

Symptome Die Schmerzen sind so heftig, dass sie Übelkeit und Erbrechen auslösen. Das sexuelle Verlangen ist vor dem Eintreten der Regel stark gesteigert. Die Frau ist körperlich und geistig äußerst ruhelos. Kalter Stirnschweiß begleitet ihren Schmerzen. Sie hat ein starkes Verlangen nach saurem Obst, Salz und kalten Getränken.

Veratrum album

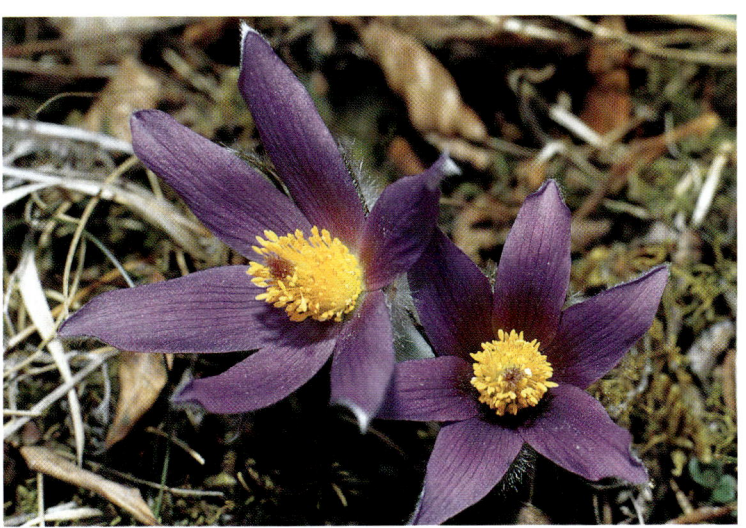

Pulsatilla, die Küchenschelle, zählt mit ihren blauvioletten glockenförmigen Blüten zu den schönsten Frühlingspflanzen. Vorsicht: Sie ist in unbearbeiteter Form giftig; außerdem steht sie unter Naturschutz.

Probleme bei der Geburt

Auch bei der Geburtshilfe kann homöopathische Unterstützung geleistet werden. Hier ist natürlich wieder das Fachwissen des Homöopathen gefragt, um auch dann effektiv eingreifen zu können, wenn sich die Symptome der Patientin im Akutfall rasch ändern.

Wehenschwäche

Caulophyllum **Symptome** Wenn die Wehen in zu langen Intervallen auftreten und diese die gebärende Frau sehr erschöpfen, ist in vielen Fällen Caulophyllum angezeigt. Auch wenn die Wehen nur tagsüber kommen und nachts aufhören, ist das eine wichtige Indikation für dieses Mittel. Caulophyllum wird der Frau in solchen Fällen die Erschöpfung nehmen und die Wehentätigkeit stimulieren. Charakteristisch für dieses Mittel ist ein zittriges Gefühl, das die Frau innerlich verspürt.

Pulsatilla **Symptome** Auch Pulsatilla kommt bei oben genannter Symptomatik sehr oft infrage. Bei Pulsatilla handelt es sich im Allgemeinen um eine liebevolle, herzliche Frau, die nachgiebig, anlehnungsbedürftig und weinerlich ist. Die bevorstehende Geburt regt sie auf, macht ihr Angst und erschöpft sie. Die Wehen sind schwach, aber jede Kontraktion der Gebärmutter löst Erstickungsgefühle oder Herzklopfen aus. Die Frau bekommt Hitzewallungen, verlangt nach frischer Luft und hat trotz trockenem Mund kaum Durst.

Sulfur **Symptome** Ähnlich erschöpft und begleitet von Hitzewallungen kann auch die gebärende Frau sein, die Sulfur braucht. Sie reagiert jedoch sehr empfindlich auf Luftzug und kalte Luft, während die Pulsatilla-Frau Türen und Fenster geöffnet haben will. Ein zweiter Unterschied liegt im Trinkverhalten. Während die Pulsatilla-Frau weitgehend durstlos ist, verlangt die Sulfur-Patientin nach Flüssigkeit, am liebsten nach warmen oder anregenden Getränken.

Kalium carbonicum **Symptome** Ein viertes Mittel, das oft bei Wehenschwäche angezeigt ist, ist Kalium carbonicum. Bei diesem Mittel sind Schmerzen die Ursache dafür, dass die Frau zu wenig Kraft aufbringen kann, die Geburt voranzutreiben. Jede Kontraktion verursacht im unteren Rückenbereich starke Schmerzen, die in die Gesäßbacken ausstrahlen. Das zwingt die Frau dazu, ein Hohlkreuz zu machen, wodurch das Pressen unmöglich wird. Noch ein deutlicher Hinweis auf Kalium carbonicum ist die Aufblähung des Magens während der Entbindung. Die Gasbildung erschwert die aktive Mitarbeit der Frau, aber Aufstoßen erleichtert die Beschwerden sofort.

Symptome Ein letztes wichtiges Mittel bei der Entbindung ist Chamomilla. Frauen, die dieses Mittel brauchen, empfinden die Geburt wegen höllischer Schmerzen als unerträglich. Sie sind äußerst gereizt, schreien und vertragen überhaupt keine Berührung am Bauch. Die Schmerzen hindern die Frau am Pressen und unterdrücken die Wehen.

Chamomilla

Drohende Fehlgeburt

Es gibt einige homöopathische Mittel, die im Akutfall eine drohende Fehlgeburt verhindern können. Ursachen derartiger Notfälle sind meist Schock, Überanstrengung oder heftige Erschütterung. In einem solchen Fall sollte die betreffende Arznei in hoher Potenz (C200) etwa alle vier Stunden verabreicht werden, woraufhin sich die Situation innerhalb eines Tages normalisieren muss.

Symptome Wenn nach einem Unfall, wie z. B. einem Sturz, Blutungen oder Schmerzen in der Gebärmutter auftreten, ist Arnica das erste Mittel der Wahl. Charakteristisch bei diesem Mittel ist die Verschlimmerung durch Bewegung.

Arnica

Symptome Wenn Überanstrengung frühzeitig Wehen auslöst, ist Rhus toxicodendron angezeigt. Die Frau ist schwach und müde und klagt über starke Rückenschmerzen. Trotz ihrer Schwäche macht sie einen ruhelosen, ängstlichen Eindruck und möchte sich ständig bewegen.

Rhus toxicodendron

Symptome Eine drohende Fehlgeburt durch Überheben entspricht dem Mittelbild von Cinnamomum. Oft wird ein nach unten und tief in das Becken hineinziehender Schmerz verspürt. Die Patientin klagt über ein wundes Gefühl in der Gebärmutter, eventuell mit einer leichten Blutung einhergehend. Die Frau ist sehr unruhig und dreht sich im Bett dauernd hin und her.

Cinnamomum

▶ **Ignatia**
▶ **Opium**

Symptome Wenn ein emotionaler Schock Ursache einer drohenden Fehlgeburt ist, kommen Ignatia und Opium in Betracht. Im Ignatia-Fall ist die Frau sehr nervös und aufgeregt, manchmal sogar hysterisch. Sie kann sich nicht ruhig hinsetzen und muss ständig umhergehen. Opium dagegen ist angezeigt, wenn der Schock zu Apathie, Depression oder Niedergeschlagenheit führt.

Aconitum

Symptome Ein weiteres Mittel, das im Akutfall helfen kann, ist Aconitum. Diese Arznei ist vor allem angezeigt, wenn ein plötzlicher und heftiger Schreck die drohende Fehlgeburt in Gang setzt. Die Frau ist entsetzt, reagiert heftig und zeigt sich außerordentlich verängstigt. Möglicherweise sagt sie sogar, dass sie bald sterben werde. Hier kann Aconitum die benötigte Beruhigung bringen.

Die Wechseljahre

Hauptursache für Beschwerden im Klimakterium ist das Nachlassen der Leistungsfähigkeit der Eierstöcke und deren verminderte Östrogenproduktion.

Die Hormonumstellung der Wechseljahre ist in den meisten Fällen mit einer Vielzahl von Beschwerden verbunden, die von Kopfschmerzen, Hitzewallungen und leichten psychischen Reaktionen bis hin zu tiefen Depressionen variieren kann. Wie beschwerlich diese Zeit auch sein mag – es findet hier ein natürlicher Regulierungsprozess statt, der es der Frau ermöglicht, von der leistungsgeprägten zweiten in die vorgesehene Ruhe der dritten Lebensphase zu wechseln.

Medizinisch gesehen, lässt sich das Klimakterium hervorragend homöopathisch begleiten. Viele Beschwerden können bei richtiger konstitutioneller Verschreibung behoben oder zumindest gelindert werden, ohne dass zwangsläufig zu Hormonpräparaten oder anderen symptomunterdrückenden Medikamenten gegriffen werden muss.

Das richtige homöopathische Mittel zu finden, ist allerdings kein leichtes Unterfangen, da viele Details und Zusammenhänge berücksichtigt werden müssen. Diese Aufgabe sollte deshalb einem erfahrenen Homöopathen überlassen werden. Die hier aufgeführten Mittel kommen in den Wechseljahren oft zum Einsatz, aber die Auflistung ist sicherlich nicht komplett. Die kurz gefassten Mittelbeschreibungen bieten Ihnen die Möglichkeit, zu drei häufig auftretenden Beschwerden eine vorläufige Zuordnung Ihrer Symptomen durchzuführen, was die fachkundige Mittelfindung erheblich erleichtern kann.

Hitzewallungen

Symptome Die Frau hat Angstgefühle und Blutandrang im Kopf. Die Gesichtshaut wird rot und fängt an zu schwitzen. Hitzewallungen und Kopfschmerzen, die mit Herzklopfen und Angstgefühlen einhergehen, deuten auf dieses Mittel hin.

Amylium nitrosum

Symptome Es kommt zu plötzlichen und vom Herz aus heftig aufsteigenden Blutwallungen. Die Frau erträgt absolut keine Wärme. Vor allem der Kopf reagiert sehr empfindlich auf Sonne. Die Hitzewallungen sind oft von Schwindel und Übelkeit begleitet.

Glonoinum

Symptome Auch bei Sulfur steigen die Hitzewellen von der Herzgegend aus zum Kopf hoch, aber es besteht nicht die extreme Empfindlichkeit gegen Sonne, wie es Glonoinum hat. Die Sulfur-Frau ist sehr warmblütig, braucht frische Luft, ist aber gegen Luftzug sehr empfindlich. Die Füße werden nachts aus dem Bett gestreckt.

Sulfur

Symptome Wenn die Hitzewellen nicht vom Herz aus hochsteigen, sondern von Magen oder Rücken aus, ist dieses Mittel angezeigt.

Phosphorus

Symptome Es kommt zu Blutwallungen nicht nur bis in das Gesicht, sondern auch in andere Körperregionen hinein ausstrahlend. Manchmal treten lang anhaltende, dunkelfarbige Blutungen auf. Die Frau ist insgesamt sehr niedergeschlagen.

Ustilago

Ohnmachtsanfälle

Symptome Die Frau hat ein großes Redebedürfnis. Sie ist geistig sehr aktiv und leidenschaftlich. Willensstärke, aber auch Fanatismus und Hochmut sind oft stark ausgeprägt. Die Beschwerden treten überwiegend linksseitig auf. Die Frau ist ausgesprochen empfindlich gegenüber Hitze und auch Wärme.

Lachesis

Symptome Die Patientin springt beim Reden von einem Thema zum nächsten. Im Gegensatz zu Lachesis herrscht bei Cimicifuga eine deutliche Kälteempfindlichkeit vor. Die Frau seufzt viel und neigt zu Traurigkeit. Ihr Nacken ist sehr empfindlich gegen Zugluft. Ein auffallendes Symptom sind wiederkehrende Schmerzen unter den Brüsten.

Cimicifuga

Glonoinum   **Symptome**   Heftige aufsteigende Hitzewellen und Sonnenbestrahlung können eine Ohnmacht auslösen. Hitze ist für die Patientin absolut unerträglich. Der Blutandrang in den Kopfbereich führt oft zur Verwirrung oder sogar zu Gedächtnisverlust.

Sepia   **Symptome**   Es besteht eine deutliche Ohnmachtsneigung, vor allem beim Aufenthalt in einem warmen Raum oder beim Niederknien. Die Frau fühlt sich ausgelaugt und möchte allein sein. Sie kann eine deutliche Abneigung gegen ihren Partner an den Tag legen. Sie weint schnell und heftig, aber möchte keinesfalls getröstet werden. Heftige Bewegungen, beispielsweise beim Tanzen oder Joggen, bessert die Beschwerden deutlich. Die Frau fröstelt sehr leicht und verträgt Kühle und Kälte ausgesprochen schlecht.

Sulfur   **Symptome**   Warmblütigkeit, Hitzewallungen, Hautbrennen und Juckreiz sind wichtige Bestandteile dieses Mittelbilds. Die Sulfur-Frau ist selbstbewusst, vielleicht sogar selbstsüchtig, sehr ideenreich, aber im Allgemeinen nicht besonders ordentlich. Ihr ist schnell zu warm, aber Kühle bzw. Zugluft löst sofort Beschwerden aus. Sie isst gern Süßigkeiten und scharf gewürzte Speisen. Die Brüste sind häufig schmerzhaft geschwollen, und bei Kopfschmerzen entsteht ein brennendes Gefühl am Scheitel.

Gebärmutterschmerzen

Cimicifuga   **Symptome**   Die Schmerzen ziehen durch das Becken hindurch, von der einen Hüfte zur anderen. Sie lösen heftige Gemütserregungen aus. Die Frau spricht übermäßig viel; häufig fürchtet sie sich vor einem vermeintlich bevorstehenden Unheil. Häufiges Seufzen ist ebenfalls charakteristisch für dieses Mittel.

Cocculus   **Symptome**   Die Schmerzen treten oft durch Sorgen, Kummer oder deutliche körperliche Anstrengung auf. Die Patientin erscheint geistig träge, sie muss lange nachdenken, bevor sie antwortet, und wenn man sie unterbricht, wird sie ungehalten bzw. sogar zornig. Autofahren und der Geruch von Essen lösen Übelkeit aus. Die Frau zeigt sich meist sehr besorgt um die Gesundheit anderer und scheint ihre eigenen Beschwerden manchmal außer Acht zu lassen.

Symptome Einige charakteristische Züge dieses Mittels wurden bereits mehrmals beschrieben. Hinzuzufügen wäre, dass die Frau absolut keinen Kleiderdruck am Hals und am Bauch verträgt. **Lachesis**

Symptome Die Frau ist mild und herzlich, liebevoll, schutz- und anlehnungsbedürftig. Sie weint schnell, aber lässt sich auch rasch wieder aufmuntern. Sonnenhitze und warme Räume verträgt sie nicht, und sie hat ein starkes Verlangen nach Frischluft. Fette Speisen und Eis bekommen ihr schlecht. Sie ist ausgesprochen durstlos. **Pulsatilla**

Symptome Die Frau hat das Gefühl, als würden die Beckenorgane nach unten gezogen. Stehen verschlimmert die Schmerzen, aber sie lassen nach, wenn die Beine übereinander geschlagen werden. **Sepia**

Kopfschmerzen

Symptome Die Kopfschmerzen treten vor allem nach überreichem Essen auf. Der Kopf fühlt sich wie eingeschnürt an, weshalb die Frau auch keinerlei Kopfbedeckung oder Haarschmuck verträgt. Sie besitzt meist wenig Vitalität und möchte Luft zugefächelt bekommen, obwohl sich ihr Körper kalt anfühlt. **Carbo vegetabilis**

Symptome Die Kopfschmerzen treten meist morgens nach dem Aufstehen auf, oder sie wecken die Frau nachts. Linksseitige oder von links nach rechts wandernde Beschwerden sind charakteristisch. **Lachesis**

Symptome Es kommt zu hauptsächlich rechts auftretenden Kopfschmerzen, die sich über den Augen festsetzen. Oft löst ein Hungergefühl die Schmerzen aus, aber es besteht kein Appetit. Handflächen und Fußsohlen sind brennend heiß. **Sanguinara**

Symptome Eine manchmal auftretende Verbindung von Kopfschmerzen und Haarausfall in den Wechseljahren ist ein wichtiger Hinweis auf dieses Mittel. **Sepia**

Symptome Die Kopfschmerzen gehen mit einer Überempfindlichkeit gegenüber Geräuschen einher. Die geringste Bewegung verursacht Schwindel, eventuell mit Übelkeit und Erbrechen. **Theridion**

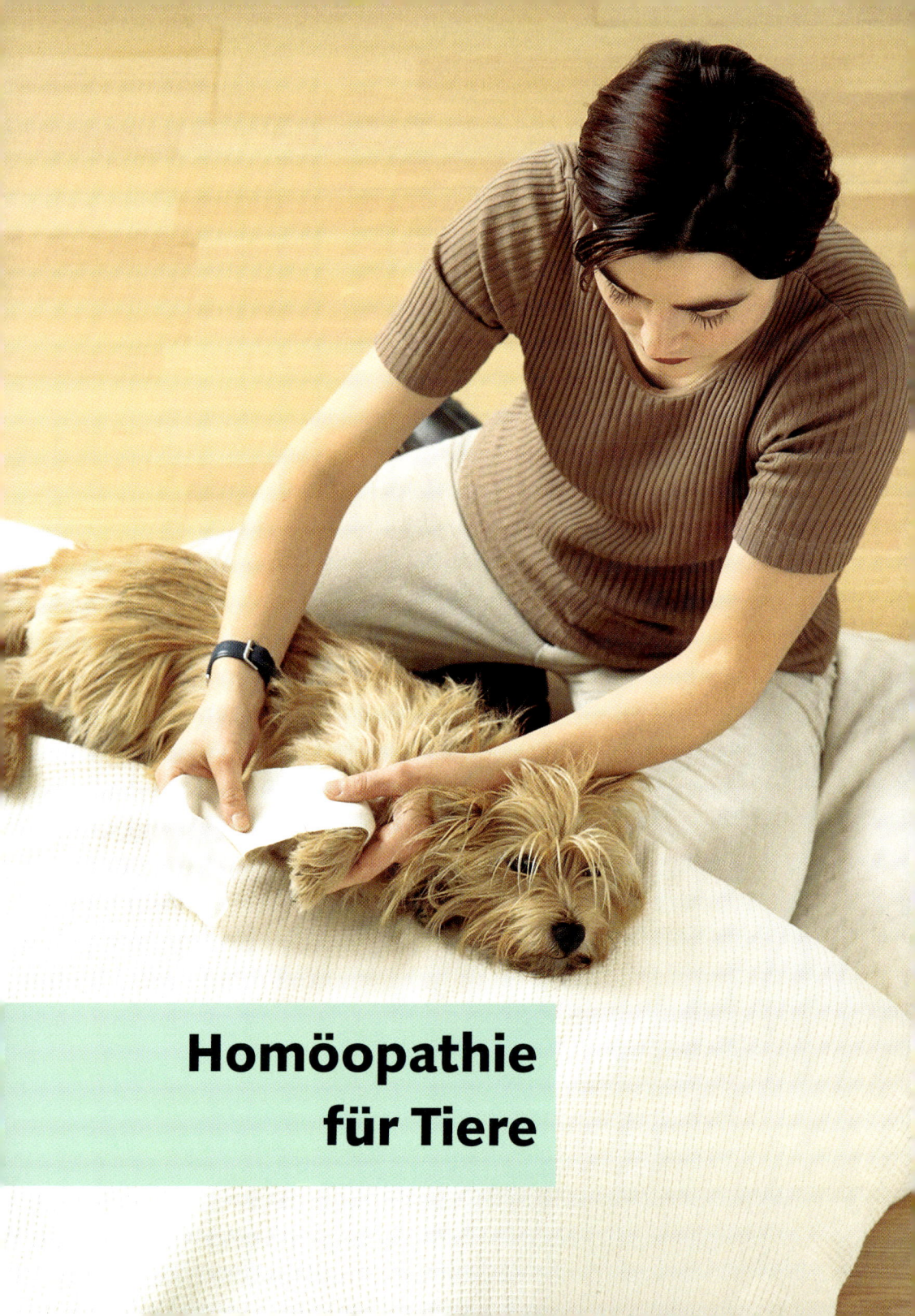

Homöopathie
für Tiere

Sanfte Hilfe für Vierbeiner

Vom Prinzip her macht die Homöopathie keinen Unterschied zwischen Mensch oder Tier. Der Wechsel von Kranksein und Gesundwerden ist Teil eines universalen Prozesses, der nach festen, naturgesetzlichen Regeln verläuft und bei jeder Art von Lebewesen in gleicher Weise unterstützt werden kann.

Bei Verletzungen oder Erkrankungen der Verdauungsorgane oder bei Störungen im Bewegungsapparat Ihres Tieres schlagen Sie daher einfach im Kapitel »Homöopathisch heilen von A bis Z« (siehe Seite 26ff.) nach. Wählen Sie auch hier das Mittel, das der Gesamtheit der Symptome des betroffenen Tieres am meisten entspricht. Die Gemütssymptome und Modalitäten mit einzubeziehen, kann in diesem Fall natürlich schwierig sein. Wer aber sein Haustier gut kennt, wird seine Gemütsregungen meist trotzdem verstehen.

Potenzwahl und Dosierung

Hat man ein passendes Mittel gefunden, kann wie gewohnt die C30-Potenz angewendet werden. Wenn man sich bei Charakter und Modalitäten nicht sicher ist, nimmt man besser eine tiefere Potenz, z. B. C12 oder C8. In akuten Fällen werden die Gaben zwei- bis dreimal täglich wiederholt, bis sich eine Besserung abzeichnet. Bei konstitutionellen Beschwerden ist die C200-Potenz vorzuziehen, die nur einmal in vier bis fünf Wochen verabreicht werden sollte. Für Tiere eignen sich am besten Globuli, die man zwischen Lippen und Zähne gibt, damit sie sich dort auflösen können. Eine Gabe besteht dabei aus jeweils drei bis fünf Streukügelchen.

Die strenge Wissenschaft besagt, dass alles, was wir bei Tieren als Gefühl oder Gedanken empfinden, in Wirklichkeit nichts anderes sei als Instinkt oder Reflex. Sicherlich werden Tiere oft zu vermenschlicht betrachtet, aber auch die rein behaviouristische Sicht wird ihnen nicht gerecht.

Das alternde Tier

Viele Tiere nehmen, wenn sie älter werden, an Gewicht zu, und bedauerlicherweise ist in den meisten Fällen die Ursache in einer Überfütterung oder grundsätzlich falscher Ernährung zu suchen. Es gibt jedoch auch Tiere, die trotz richtiger Fütterung zu Korpulenz neigen. Bei anderen Tieren wiederum zeigt sich das Alter in einer zunehmenden Müdigkeit und Erschöpfung, oder sie sehen regelrecht ausgezehrt aus. Die nachfolgenden homöopathischen Mittel kommen bei altersbedingten Beschwerden in Betracht.

Calcium carbonicum

Symptome Dieses Tier ist von Natur stämmig gebaut und etwas schwerfällig. Es ist nicht sehr aktiv und hat nicht das Bedürfnis, sich viel zu bewegen. Was seinen Charakter betrifft, neigt es zu »Dickköpfigkeit«. Im späteren Leben bekommt es einen Hängebauch, der Rücken hängt durch, und die Haut wird schlaff.

Kalium carbonicum

Symptome Auffallend bei diesem Tier ist die ungleichmäßige Verteilung der Körperproportionen. Der Rumpf kann recht dick sein, während die Beine dünn bleiben. In seiner Bewegungs-, speziell in der Laufweise fällt eine gewisse Ungelenkigkeit oder Steifheit auf. Das Tier ist im Allgemeinen sehr durstig.

Arnica montana

Symptome Arnica montana kann bei Tieren helfen, die in jungen Jahren kraftvoll, energiegeladen und voller Lebensfreude waren. Im Alter werden sie müde, ihre Bewegungen sind langsam, und sie sehen erschöpft aus. Haben sie akute Beschwerden, versuchen sie, jede Berührung oder Bewegung zu vermeiden.

Sepia

Symptome Ältere weibliche Tiere oder auch solche, die durch viele Geburten erschöpft sind, brauchen Sepia zur Stärkung ihrer Konstitution. Sie haben einen Hängebauch, das Gesäuge hängt herunter, die Haut wird schlaff und bildet Falten. Manchmal tritt bei solchen Tieren auch Harnträufeln auf.

Arsenicum album

Symptome Das Tier fröstelt stark und sucht deswegen die Wärme. Es sieht wesentlich älter aus, als es faktisch ist. Obwohl es sich sehr sauber hält, ist das Fell schuppig und fettig. Arsenicum album kann auch angezeigt sein, wenn das Tier nach einer Erkrankung stark abgemagert und erschöpft ist. Eine nervöse, ängstliche Unruhe ist charakteristisch für dieses Mittel. Außerdem trinkt das Tier zwar häufig, aber jeweils nur sehr kleine Mengen.

Angst und Schreckfolgen

Manche Tiere fürchten sich vor jedem ungewohnten Einschnitt in ihrem Leben, aber auch seelisch stabile Vierbeiner können durch einen Schreck oder Schock völlig verstört werden.

Symptome Ein Schreck lässt das Tier äußerst ruhelos erscheinen. **Aconitum**

Symptome Das Tier hat Angst vor Dingen, die es nicht kennt, z. B. vor einer neuen Umgebung. Die Angst verursacht Durchfall. **Argentum nitricum**

Symptome Es besteht Angst vor dem Alleinsein. Das Tier zeigt sich sehr ruhelos, vor allem nachts. **Arsenicum album**

Symptome Das Tier hat ein heftiges Gemüt und beißt manchmal plötzlich. Auch der typische Angstbeißer braucht oft dieses Mittel. **Belladonna**

Symptome Das Tier ist immer nervös, zittert und verliert Urin. **Gelsemium**

Symptome Auch Hyoscyamus ist für Angstbeißer geeignet, aber dieses Tier kündigt mit Bellen und Knurren an, dass es angreifen wird. **Hyoscyamus**

Symptome Das Tier ist sehr sensibel und braucht Gesellschaft. Ängstlichkeit tritt auf bei Gewitter und wenn das Tier allein ist. **Phosphorus**

Symptome Das Tier hat großes Verlangen nach Gesellschaft und Schutz. Ängstlichkeit tritt auf, wenn es allein bleiben muss. **Pulsatilla**

Blasenschwäche

Harnträufeln tritt manchmal als Folge einer Kastration oder Sterilisation auf, kann jedoch auch altersbedingt sein bzw. durch eine Entzündung oder Nervosität hervorgerufen werden.

Symptome Es kommt zu Harnträufeln durch eine Blasen- oder Harnwegsentzündung. Das Tier hat einen sehr starken Harndrang, aber der Urin kommt nur tropfenweise. Das Wasserlassen ist sehr schmerzhaft. **Cantharis**

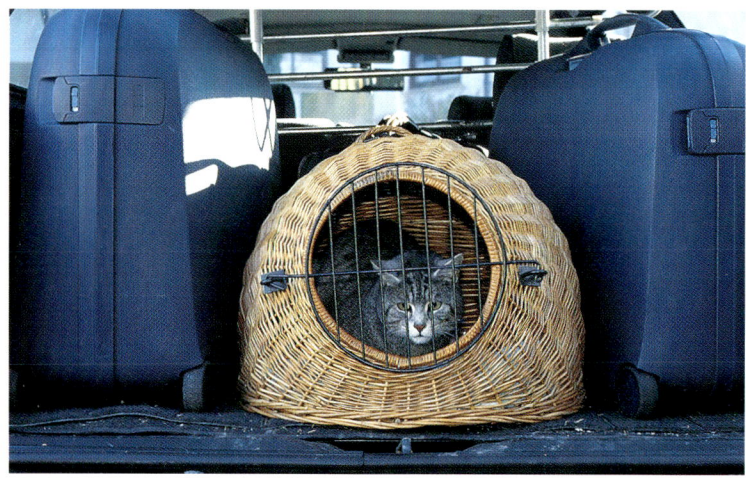

Auch wenn es heute zahlreiche Spezialkörbe und Transportboxen für Tiere gibt, sind Reisen für sie wohl in den wenigsten Fällen ein wirkliches Vergnügen.

Causticum   **Symptome** Causticum ist angezeigt bei unwillkürlichem Harnabgang kastrierter Hündinnen.

Gelsemium   **Symptome** Es besteht eine Blasenschwäche durch nervöse Aufregung. Das Tier zittert und sieht ängstlich aus.

Phosphorus   **Symptome** Aufregung ruft Harnträufeln hervor, aber im Gegensatz zu Gelsemium ist dieses Tier sehr lebhaft und nur ängstlich bei Gewitter oder starkem Lärm.

Sepia   **Symptome** Sepia wird verabreicht gegen Harninkontinenz bei kastrierten Hündinnen und älteren Tieren. Oft sind es Weibchen, die durch viele Geburten müde und träge geworden sind.

Eifersucht

Einige Tiere können außerordentlich eifersüchtig sein und schrecken manchmal nicht davor zurück, ihr Missfallen auf sehr aggressive Weise zum Ausdruck zu bringen.

Hyoscyamus   **Symptome** Das Tier macht einen sehr gewaltbereiten Eindruck. Es kann sogar versuchen, ein konkurrierendes Tier schwer zu verletzen.

Symptome Aktivität wechselt sich mit aggressivem und misstrauischem Verhalten ab. Manchmal wartet das Tier eine günstige Gelegenheit ab, um sich an seinem Konkurrenten richtiggehend zu rächen.

Lachesis

Symptome Das Tier ist sehr anhänglich und schutzbedürftig und erträgt es nicht, wenn es die Aufmerksamkeit des Besitzers verliert.

Pulsatilla

Beschwerden auf Reisen

Nicht nur beim Menschen kann Auto- oder Zugfahren, Fliegen oder eine Seereise zu Übelkeit und Erbrechen führen. Tiere haben damit manchmal die gleichen Schwierigkeiten.

Symptome Es kommt zu Übelkeit und Erbrechen. Das Tier will absolut nicht fressen, hat aber großen Durst und starken Speichelfluss. Es ist träge und versucht, sich so ruhig wie möglich zu halten.

Cocculus

Symptome Auch hier treten Übelkeit und Erbrechen auf, aber die Beschwerden bessern sich durch Fressen.

Petroleum

Symptome Das Tier sieht mitgenommen aus, ist müde, will nichts fressen und verhält sich sehr ruhig. Frische Luft bringt rasche Besserung.

Tabacum

Probleme durch Ortswechsel

Auch Tiere können auf eine ungewohnte Umgebung, z. B. nach einem Umzug oder wenn sie in Pflege gegeben wurden, mit körperlichen Symptomen reagieren.

Symptome Capsicum ist geeignet für dicke, plumpe Tiere, die einen Ortswechsel grundsätzlich schlecht vertragen. Die Beschwerden äußern sich vor allem in Schlaflosigkeit. Das Mittel kann auch angezeigt sein, wenn das Tier einen Umzug nicht verkraftet hat.

Capsicum

Symptome Das Tier ist ruhelos und hat keinen Appetit, oder es versucht, seinen Kummer »wegzufressen«. Seine Stimmung ist wechselhaft. Es zieht sich zurück und möchte nicht getröstet werden.

Ignatia

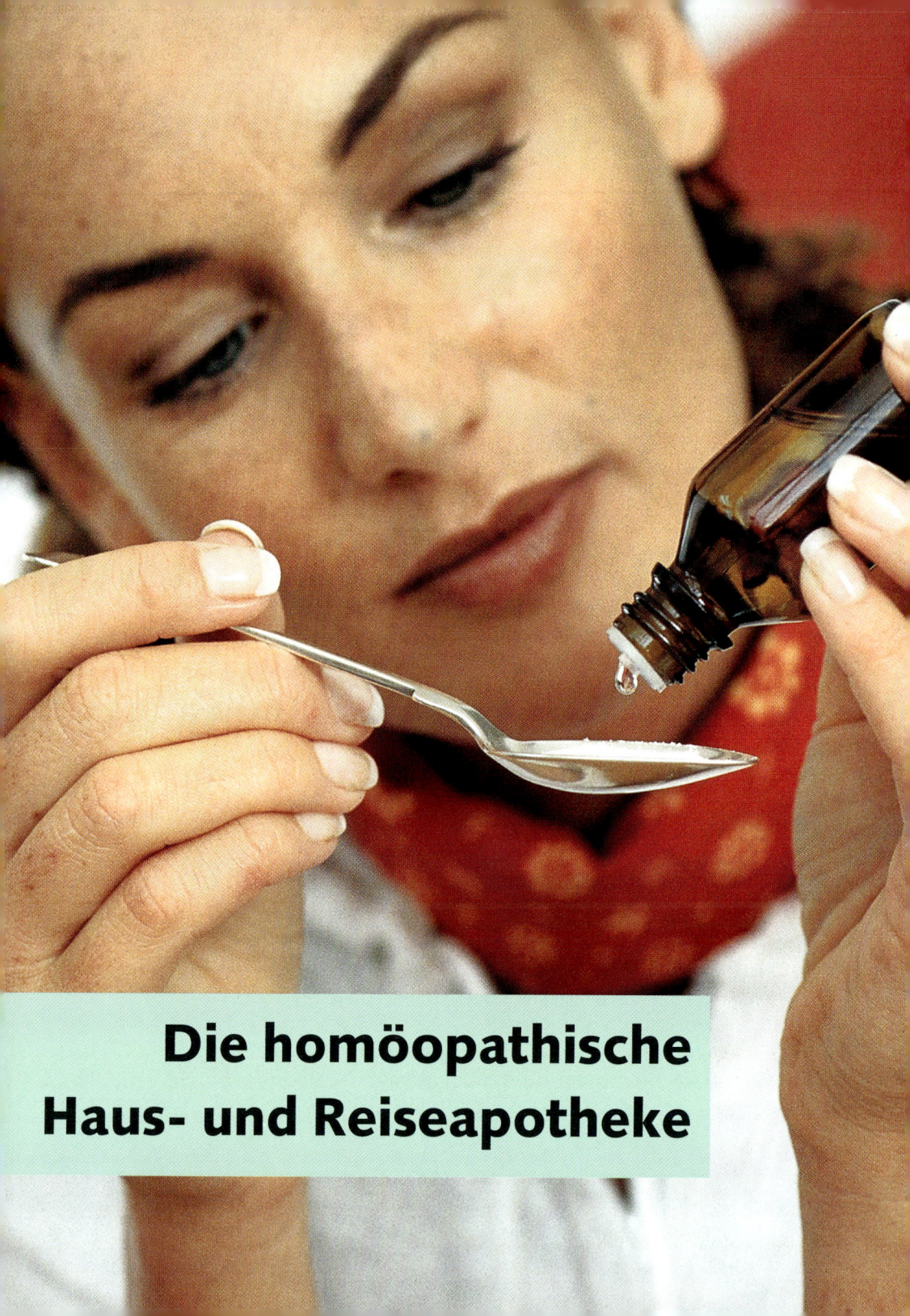

Die homöopathische Haus- und Reiseapotheke

Katalog der homöopathischen Mittel

Alle in der Homöopathie verwendeten Arzneimittel sind keinen spezifischen Erkrankungen oder Organen zugeordnet. Sie entsprechen der Dynamik, die die Krankheit im Organismus auslöst, und erzielen in diesem feinenergetischen Bereich ihre Wirkung. Jedes Mittel verkörpert sozusagen ein komplettes Symptombild. Aus diesem Grund werden die Arzneien und ihr jeweiliges spezifisches Wirkungsspektrum in der homöopathischen Literatur auch als Mittelbilder beschrieben.

Um ihre Wirkung nicht zu beeinträchtigen, bewahrt man Homöopathika am besten an einem kühlen und dunklen Ort und nicht in der Nähe von stark riechenden Substanzen wie Putz- und Waschmitteln, Parfüm oder ätherischen Ölen auf.

Zuverlässig zum richtigen Heilmittel

Das Kapitel »Die homöopathische Haus- und Reiseapotheke« bietet zunächst eine Schnellübersicht über Homöopathika und hilft Ihnen, im Akutfall die infrage kommenden Arzneien rasch zu finden. Sehen Sie zusätzlich auch immer im Abschnitt »Krankheiten von Abszess bis Zahnschmerzen« (Seite 29ff.) nach. Die ausführlichen Mittelbilder im Anschluss an die Schnellübersicht geben einen Überblick über die am häufigsten verwendeten homöopathischen Arzneien und ermöglichen Ihnen, präzise zwischen offensichtlich sehr ähnlich wirkenden zu unterscheiden. Zu jedem Mittel sind außerdem alle wichtigen Anwendungsgebiete aufgeführt.

Griffbereit für alle Fälle

Die mit * gekennzeichneten Arzneien gehören zur Basisausstattung einer homöopathischen Hausapotheke, und diese sollten Sie auch im Reisegepäck immer dabei haben. Die übrigen Mittel können Sie dann, abgestimmt auf die individuellen Beschwerden, nach und nach hinzufügen. Am besten kaufen Sie die Arzneien in der C30-Potenz.
Homöopathika sind im Vergleich zu den meisten anderen handelsüblichen Medikamenten relativ preiswert, aber es lohnt sich durchaus, die Verkaufspreise der verschiedenen Firmen genau miteinander zu vergleichen. Eine hilfreiche Liste mit Arzneimittelherstellern finden Sie auf Seite 190 in diesem Praxisbuch.

Schnellübersicht – welche Homöopathika helfen wann?

- **Abszess** Belladonna, Hepar sulfuris, Silicea

- **Angina** Aconitum, Apis, Belladonna, Guajacum, Hepar sulfuris, Lachesis, Mercurius, Phytolacca, Silicea

- **Angina pectoris** Aconitum, Arsenicum album, Cactus grandiflorus, Spongia

- **Arthritis** Aconitum, Belladonna, Bryonia, Ledum, Guajacum, Rhus toxicodendron

- **Atemnot** Antimonium tartaricum, Arsenicum album, Drosera, Ipecacuanha, Lachesis, Spongia

- **Bauchkolik** Chamomilla, China, Colocynthis, Ipecacuanha, Magnesium phosphoricum, Nux vomica, Pulsatilla

- **Bindehautentzündung** Aconitum, Allium cepa, Belladonna, Dulcamara, Euphrasia

- **Bisswunden** Lachesis, Ledum, Hypericum

- **Blasenentzündung** Aconitum, Apis, Belladonna, Cantharis, Causticum, Dulcamara, Staphisagria

- **Brandverletzungen** Calendula, Cantharis, Urtica urens

- **Bronchitis** Aconitum, Antimonium tartaricum, Belladonna, Bryonia, Causticum, Dulcamara, Hepar sulfuris, Ipecacuanha, Kalium bichromicum, Rumex, Spongia

- **Durchfall** Arsenicum album, Chamomilla, China, Gelsemium, Ipecacuanha, Nux vomica, Phosphorus, Pulsatilla

- **Eiterungen** → Abszess

- **Erkältung** Aconitum, Allium cepa, Belladonna, Bryonia, Dulcamara, Eupatorium perfoliatum, Euphrasia, Gelsemium, Kalium bichromicum, Mercurius, Nux vomica, Pulsatilla, Rhus toxicodendron, Rumex, Silicea

Schnellübersicht – welche Homöopathika helfen wann?

● **Fieber** Aconitum, Belladonna, Cantharis, Chamomilla, Gelsemium, Mercurius, Pulsatilla, Rhus toxicodendron

● **Gehirnerschütterung** Arnica

● **Halsschmerzen** → Angina

● **Insektenstiche** Apis, Ledum, Urtica urens

● **Ischias** Colocynthis, Magnesium phosphoricum, Nux vomica, Rhus toxicodendron

● **Kater** Carbo vegetabilis, Nux vomica, Tabacum

● **Kollaps** Aconitum, Arsenicum album, Carbo vegetabilis, China, Digitalis, Ignatia, Veratrum album

● **Mittelohrentzündung** Aconitum, Belladonna, Chamomilla, Hepar sulfuris, Kalium bichromicum, Mercurius, Pulsatilla, Silicea

● **Neuralgien** Cactus grandiflorus, Colocynthis, Hypericum, Magnesium phosphoricum, Nux vomica, Rhus toxicodendron

● **Prellungen** Arnica, Bellis perennis, Hypericum, Ruta graveolens

● **Reisekrankheit** Cocculus, Tabacum

● **Risswunden** Arnica, Calendula

● **Schnittwunden** Staphisagria

● **Sonnenstich** Aconitum, Glonoinum, Lachesis

● **Tennisarm** Rhus toxicodendron, Ruta graveolens

● **Zahnschmerzen** Arnica, Belladonna, Chamomilla, Coffea, Hepar sulfuris, Lachesis, Nux vomica, Pulsatilla, Rhus toxicodendron, Staphisagria

Mittelbilder – Homöopathika von A bis Z

*Aconitum napellus (Sturmhut, Eisenhut)

Aconitum napellus ist in erster Linie ein Akutmittel. Die Beschwerden treten plötzlich und heftig auf und verursachen Angst beim Patienten. Diese Angst kann so groß sein, dass er befürchtet, sterben zu müssen. Auslöser der Beschwerden sind Schreck, Schock oder plötzliche Abkühlung. Vor allem Erkältungen bei trockenem kaltem Wind, akute Entzündungen oder Beschwerden durch Abkühlung nach starkem Schwitzen deuten auf dieses Mittel hin. Der Patient ist äußerst ruhelos und wirft sich im Bett hin und her. Heftige Schmerzen, hohes Fieber mit trockener Hitze, eine hellrote Haut und brennender Durst sind charakteristisch. Aconitum hilft nur im ersten Krankheitsstadium. Tritt Schwitzen auf, ist es nicht mehr angezeigt.

Hier hilft Aconitum napellus

- Folgen von Schreck und Schock
- Entzündung
- Angina pectoris
- Arthritis
- Nervenschmerzen
- Erkältung
- Fieber
- Magen-Darm-Beschwerden
- Kollaps
- Sonnenstich

*Allium cepa (Küchenzwiebel)

Der Wirkungsbereich dieses Mittels konzentriert sich hauptsächlich auf die Schleimhäute von Nase und Augen. Es ist vor allem angezeigt bei Erkältungen mit Schnupfen, wenn geistige Trägheit und dumpfe Benommenheit den Gemütszustand des Patienten prägen. Die Absonderungen aus der Nase sind wässrig, beißend scharf und verursachen in und unter der Nase Hautreizungen. Der Tränenfluss dagegen ist mild. Die Erkältung breitet sich nach unten aus, der Kehlkopf entzündet sich, und der Patient verspürt beim Husten ein wundes Gefühl im Hals. Dem Patienten geht es besser im Freien und durch Kälte. Abends und in der Zimmerwärme verschlimmern sich seine Beschwerden. Häufiges Gähnen ist charakteristisch für dieses Mittel.

Hier hilft Allium cepa

- Erkältung
- Heuschnupfen
- Bindehautentzündung
- Schnupfen
- Heiserkeit
- Kehlkopfentzündung

*Antimonium tartaricum (Brechweinstein)

In erster Linie ist Antimonium tartaricum ein Herzmittel. Der Puls ist außerordentlich langsam und unregelmäßig. Der Patient hat das Gefühl, sein Herz könnte aufhören zu schlagen, wenn er sich bewegt. Er hat Todesangst, ist traurig, seufzt viel und möchte allein sein. Es besteht Atemnot, und der Sauerstoffmangel färbt die Haut blau. Dieses Mittel ist nicht nur bei Kollaps und akutem Herzversagen angezeigt, sondern auch bei Magen- und Lebererkrankungen, die mit den oben beschriebenen Herzsymptomen einhergehen. Nachts hat der Patient Träume vom Fallen. Es besteht Übelkeit, die sich trotz Erbrechen nicht bessert. Der Patient verlangt nach bitteren Speisen und reichlich Getränken. Der Stuhl ist weiß und pastenartig.

▶ Bronchialbeschwerden mit Atemnot

Hier hilft Antimonium tartaricum

*Apis mellifica (Honigbiene)

Schmerzhafte ödematöse Schwellungen der Haut oder Schleimhäute wie nach einem Bienenstich sind charakteristisch für dieses Mittel. Die betroffene Stelle ist blassrot, mit Flüssigkeit gefüllt und äußerst empfindlich gegenüber Berührung. Hitze und warme Anwendungen sind für den Patienten unerträglich, während Kälte oder Eis die Beschwerden bessern. Trotz der inneren Hitze des Patienten besteht Durstlosigkeit. Bei Augenbeschwerden sind meist die unteren Lider geschwollen. Bei Blasenentzündung besteht ständiger Harndrang, aber der Urin kommt nur tropfenweise. Die letzten Tropfen schmerzen am meisten.

▶ Angina
▶ Insektenstiche
▶ Mandelentzündung
▶ Entzündung der Harnblase

Hier hilft Apis mellifica

*Arnica montana (Bergwohlverleih)

Arnica montana ist ein Hauptmittel bei Verletzungen der Muskulatur und des Bindegewebes, wie z. B. nach Prellung, Quetschung oder Verrenkung. Die verletzte Stelle oder der ganze Körper fühlen sich wund und wie zerschlagen an. Es bestehen Überempfindlichkeit gegenüber Schmerz und große Angst vor Berührung. Der Patient möchte sich nicht bewegen und verlangt, in Ruhe gelassen zu werden. Nach einer Gehirnerschütterung ist der Kopf rot und heiß, während sich der Rest des Körpers kalt anfühlt. Arnica absorbiert Blutergüsse im Bindegewebe, solange noch keine blauen Flecken entstanden sind. Das Mittel wirkt schmerzlindernd und heilungsfördernd nach Operationen und nach zahnärztlicher Behandlung. Im chronischen Fall hat der Patient einen übel riechenden Atem und auch andere übel riechende Körper-absonderungen.

Hier hilft
Arnica montana

▶ Prellung ▶ Quetschung
▶ Zerrung ▶ Verrenkung
▶ Gehirnerschütterung ▶ Blutung
▶ Schock ▶ Muskelkater
▶ Schmerzen nach Operationen ▶ Zahnschmerzen

*Arsenicum album (Weißarsenik)

Ruhelosigkeit, Ängstlichkeit, Erschöpfung und nächtliche Verschlimmerung sind die Hauptzüge dieses Mittels. Die Haut des Patienten ist kalt, aber innerlich verspürt er ein heftiges Brennen. Er hat einen scheinbar unstillbaren Durst auf kaltes Wasser, trinkt aber nur in kleinen Schlucken. Es besteht eine deutliche Todesangst, und der Patient sucht Gesellschaft. Er ist peinlich genau in Kleinigkeiten. Bei Magen-Darm-Beschwerden lösen Anblick oder Geruch von Essen Übelkeit aus. Der Patient ist schwach und mit kaltem Schweiß bedeckt. Die brennenden und wund machenden Schmerzen bessern sich durch warme Anwendungen. Insgesamt besteht ein Verlangen nach Wärme.

Hier hilft
Arsenicum album

▶ Lebensmittelvergiftung ▶ Durchfall
▶ Magenbeschwerden ▶ Atemnot
▶ Angina pectoris ▶ Kollaps

*Belladonna (Tollkirsche)

Plötzliches und heftiges Auftreten der Symptome kennzeichnet dieses Mittel; deshalb wird es manchmal mit Aconitum verwechselt. Ein wichtiger Unterschied liegt jedoch in der Gemütsverfassung der Patienten. Während bei Aconitum Ängstlichkeit vorherrscht, überwiegt bei Belladonna Erregung bis hin zu Aggressivität. Rötung, Schwellung, Schmerz und ausstrahlende Hitze sind charakteristisch. Der Patient ist äußerst empfindlich gegenüber Licht, Geräuschen und Bewegung. Hohes Fieber färbt das Gesicht dunkelrot, die Pupillen sind erweitert, der Körper dampft vor Schweiß, und die Adern pulsieren. Im Fieber kann der Patient halluzinieren oder sogar um sich schlagen. Bei Zahnschmerzen ist die betroffene Gesichtshälfte rot, heiß und geschwollen.

- ▶ Angina
- ▶ Fieber
- ▶ Erkältung
- ▶ Scharlach
- ▶ Abszess

- ▶ Zahnschmerzen
- ▶ Ohrenschmerzen
- ▶ Entzündung
- ▶ Drüsenschwellung
- ▶ Arthritis

**Hier hilft
Belladonna**

Bellis perennis (Gänseblümchen)

Dieses Mittel hat eine ähnliche Wirkung wie Arnica, eignet sich jedoch am besten bei Verletzungen in den tieferen Gewebeschichten und nach größeren Operationen. Es ist angezeigt bei Verhärtungen nach einer Prellung der weiblichen Brust, wenn nach anfänglicher Behandlung mit Arnica eine Schwellung zurückgeblieben ist oder bei wundem Schmerz nach einem Sturz auf das Steißbein, wenn Hypericum nicht oder nicht mehr wirkt. Nach der Schwangerschaft verspürt die Patientin ein wundes und geprelltes Gefühl im Beckengebiet. In vielen Fällen bessern sich die Beschwerden durch Reiben und durch Bewegung. Kaltes Baden verschlimmert.

- ▶ Innere Verletzungen
- ▶ Prellung der Brust

- ▶ Sturz auf das Steißbein
- ▶ Schmerzen nach Operationen

**Hier hilft
Bellis perennis**

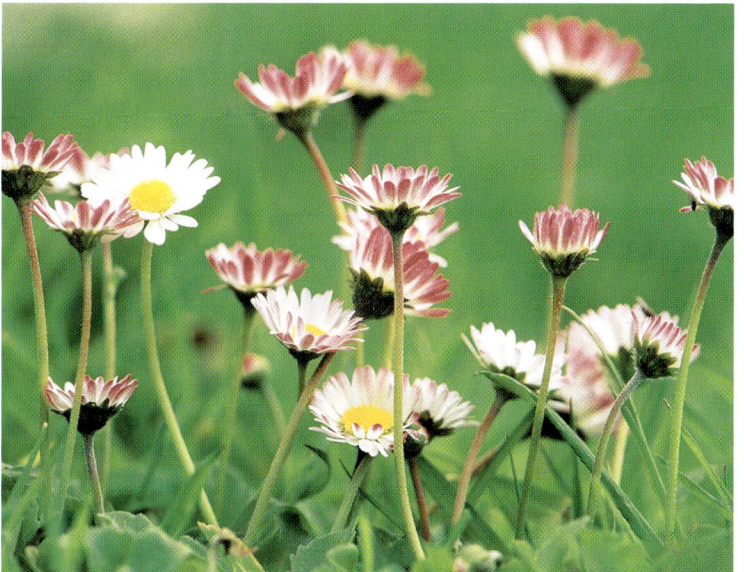

Gänseblümchen blühen von den ersten Frühlingstagen an bis weit in den Spätherbst hinein. Die Volksmedizin schreibt solchen Exemplaren, die um den 24. Juni (Johannistag) herum gesammelt wurden, die größte Wirksamkeit zu.

Bryonia alba (Weiße Zaunrübe)

Stechende Schmerzen und Verschlimmerung durch Bewegung sind typisch für dieses Mittel. Es ist oft angezeigt bei Grippe oder Erkältung, wenn der Patient mürrisch und schlecht gelaunt ist und über berstende, splitterartige Kopfschmerzen klagt. Beim Husten hält er sich vor Schmerz die Brust oder den Kopf. Alle Schleimhäute sind trocken, und es besteht starker Durst, der mit erheblichen Mengen kalter Getränke in großen Schlucken gelöscht wird. Der Patient hat Angst vor Armut und redet ständig von geschäftlichen Angelegenheiten. Seine Beschwerden verschlimmern sich durch Wärme und werden im Freien und durch kalte Anwendungen besser. Auch starker Druck tut dem Patienten gut, z. B. bei Rücken- oder Gelenkschmerzen.

Hier hilft Bryonia alba

- ▶ Erkältung
- ▶ Rückenschmerzen
- ▶ Husten
- ▶ Grippe
- ▶ Gelenkschmerzen
- ▶ Arthritis

Cactus grandiflorus (Königin der Nacht)

Dieses Mittel ist vor allem dann angezeigt, wenn der Patient über ein Gefühl der Zusammenschnürung des Herzes oder der Verdauungsorgane klagt. Er verspürt dabei ein Gefühl von Einengung, das zu Atemnot führt. Ein Kloßgefühl im Hals macht Kleiderdruck unerträglich. Der Patient hat das Gefühl, als würde sein Herz von einer eisernen Hand ständig gepackt und wieder losgelassen werden. Liegen auf der linken Seite verursacht Angst, weil der Patient den Herzschlag im ganzen Körper spürt. Es kommt zu heftigen Nervenschmerzen in der rechten Gesichtshälfte, zu Blutandrang im Kopf mit schwer drückendem Kopfschmerz und pulsierenden Schlagadern. Bei Fieber kommt es zu kalten Schweißausbrüchen und Untertemperatur. Dem Patienten geht es besser im Freien und bei Bewegung.

Hier hilft Cactus grandiflorus

- ▶ Angina pectoris
- ▶ Gesichtsneuralgie (Trigeminusnerv)

*Calendula (Ringelblume)

Dieses Mittel sollte man in erster Linie als Tinktur oder Salbe zur lokalen Anwendung bei offenen Wunden in der Haus- und Reiseapotheke haben. Größere Risswunden behandelt man mit Tinkturumschlägen, während sich für kleine wunde Stellen, Hautrisse und oberflächliche Brandwunden die Salbe meist besser eignet. Calendula wirkt blutstillend und fördert die Wundheilung. Die homöopathisch aufbereitete Form ist zusätzlich angezeigt, wenn ein Patient durch Blutverlust und Schmerzen viel Kraft verloren hat, wenn er über Kälte klagt, sehr empfindlich auf frische Luft reagiert und ständig eine Gänsehaut hat.

▶ Risswunden
▶ Brandverletzungen
▶ Schlecht heilende Wunden
▶ Wundbehandlung nach Operation

**Hier hilft
Calendula**

*Cantharis (Spanische Fliege)

Unerträglicher, ständiger Harndrang und heftig brennende Schmerzen in den Harnorganen oder Genitalien beherrschen dieses Mittelbild. Immer wenn eine Entzündung mit diesen Symptomen einhergeht, sollte man an Cantharis denken. Eine Blasenentzündung löst heftiges sexuelles Verlangen aus; beim Mann kommt es zu nicht nachlassenden, sehr schmerzhaften Erektionen. Das Mittel ist angezeigt bei Verbrennungen und Verbrühungen, nach Sonnenbrand mit Blasenbildung, vor allem, wenn zusätzlich starker Harndrang besteht. Hautsymptome bessern sich durch Reiben. Der Patient klagt über ein brennendes Gefühl in den betroffenen Organen. Er hat quälenden Durst, will aber trotzdem nicht trinken. Sein Verhalten ist wild und erregt. Kaffee verschlimmert die Beschwerden.

▶ Blasenentzündung
▶ Sonnenbrand
▶ Verbrennungen
▶ Fieber

**Hier hilft
Cantharis**

*Carbo vegetabilis (Holzkohle)

Übermäßige Aufblähung von Magen und Oberbauch nach zu reichlichem Essen ist charakteristisch für dieses Mittel. Vor allem Eiscreme und gehaltvolle Speisen werden schlecht vertragen. Aufstoßen und übel riechender Windabgang erleichtern die Beschwerden vorübergehend. Der Patient verträgt keine enge Kleidung um den Bauch, und es besteht ein großes Bedürfnis nach Frischluft. Auch bei Schock kann dieses Mittel angezeigt sein. Der Patient fühlt sich schwach, seine Haut ist bläulich gefärbt, Arme und Beine sind eiskalt, aber trotzdem möchte er Luft zugefächelt bekommen. Konstitutionell neigt Carbo vegetabilis zu Schwerfälligkeit, Trägheit und geringer Vitalität. Der Blutkreislauf scheint zu stagnieren, es besteht Sauerstoffmangel.

▶ Verdauungsstörungen
▶ Erschöpfung
▶ Kollaps
▶ Kater

**Hier hilft
Carbo vegetabilis**

*Causticum (Hahnemanns Ätzstoff)

Bestimmte akute Erkrankungen der unteren Atemwege verlangen nach diesem Mittel. Es kommt zu Bronchitis mit Husten, wobei hinter dem Brustbein ein wundes Gefühl entsteht. Schleim sammelt sich hinter dem Brustbein, aber der Patient kann nicht tief genug husten, um ihn auszuwerfen. Kalte Luft, Bücken und Bettwärme verschlimmern den Husten. Kleine Schlucke kaltes Wasser bessern den Zustand. Das Mittel ist auch angezeigt bei Kehlkopfentzündung durch Überanstrengung, z. B. bei Rednern oder Sängern. Der Kehlkopf schmerzt, die Stimme versagt, der Patient ist heiser. Beim Husten, Niesen oder durch Kälte kann unwillkürlich Urin abgehen. Manchmal tritt Blasenschwäche nach langem Zurückhalten des Urins oder bei Männern nach einer Prostataoperation auf.

Hier hilft Causticum
- Erkrankungen der Atemwege
- Heiserkeit
- Blasenschwäche
- Reizhusten
- Stimmverlust
- Unwillkürlicher Urinabgang

*Chamomilla (Kamille)

Übererregung des Nervensystems beherrscht das Bild dieses Arzneimittels, das hauptsächlich bei Kindern und Frauen zum Einsatz kommt. Die Patienten sind äußerst reizbar und überempfindlich gegenüber dem geringsten Schmerz. Bei Frauen treten die Beschwerden vor allem vor und während der Menstruation auf. Ein Kind ist unruhig, aggressiv und jammert, es verlangt nach Dingen, die es gleich wieder von sich wirft. Der Zustand des Kindes bessert sich nur, wenn es herumgetragen oder geschaukelt wird. Schmerzen werden als unerträglich empfunden. Kälte und Aufenthalt im Freien lösen die Beschwerden aus oder verschlimmern diese. Jedoch auch im warmen Bett geht es dem Patienten schlechter. Das kranke Kind ist heiß und durstig. Die eine Wange ist rot und geschwollen, die andere blass. Bei Durchfall ist der Stuhl heiß, sauer, grünlich gefärbt und schleimig.

Hier hilft Chamomilla
- Zahnung
- Zahnschmerzen
- Menstruationsbeschwerden
- Durchfall
- Ruhelosigkeit
- Nervenschmerzen
- Zahnung mit Halsschmerzen
- Kolik
- Ohrenschmerzen
- Fieber
- Geburtsschmerzen
- Bauchschmerzen bei Säuglingen

*China (Chinarinde)

China ist ein wichtiges Mittel, wenn der Patient durch Säfteverlust, beispielsweise Blutungen oder Durchfall, zusammengebrochen ist oder deutlich an Kraft verloren hat. Der Patient hat heftig pulsierende Kopfschmerzen. Der Oberbauch ist stark und schmerzhaft aufgebläht, aber Aufstoßen bringt keine Linderung. Ein charakteristisches Symptom ist die Verschlimmerung durch leichte Berührung, während starker Druck bessert. Trotz seiner Schwäche ist der Patient geistig aktiv. Nervosität und Überempfindlichkeit der Sinne auf äußere Einflüsse prägen das Gemütsbild des Kranken.

▶ Schock ▶ Schwäche nach Operationen
▶ Gallenkolik ▶ Darmkolik
▶ Durchfall ▶ Kollaps

Hier hilft China

Cina (Zitwerblüten)

Cina ist hauptsächlich ein Kindermittel, das vor allem bei Wurmerkrankungen Verwendung findet. Das Kind hat Bauchschmerzen, ein blasses Gesicht und dunkle Ringe unter den Augen. Es besteht Jucken am After. Auffallend ist, dass es sich ständig an die Nase greift oder in der Nase bohrt. Das Kind ist meist groß und fettleibig und hat ein ausgesprochen reizbares Temperament. Nichts passt ihm, es ist trotzig bis aggressiv und möchte nicht berührt oder angesehen werden. Der Appetit ist riesig, und schon gleich nach dem Essen besteht wieder Heißhunger. Die Beschwerden des Patienten verschlimmern sich durch Druck. Liegen auf dem Bauch und Bewegung bessern seinen Zustand.

▶ Wurmerkrankungen

Hier hilft Cina

*Cocculus (Indische Kockelskörner)

Cocculus ist ein Hauptmittel bei Reisekrankheit und bei den Folgen von dauerhaftem Stress und Schlafmangel. Bewegung, z. B. im Auto oder auf dem Schiff, verursacht Schwindel und Übelkeit, die mit Speichelfluss und starkem Durst einhergeht. Der Patient verlangt nach Bier. Ruhiges Liegen in einem warmen Raum bessert die Beschwerden. Auch wenn seelischer Stress und Schlafmangel in der Krankenpflege zu Erschöpfung geführt haben, bringt dieses Mittel Hilfe. Der Patient kann nicht mehr nachdenken und wird böse, wenn man ihn unterbricht. Seine Sprache ist hastig, er zeigt sich sehr besorgt um die Gesundheit

Vielen Menschen wird die Fahrt in den Urlaub durch Reisekrankheit mit starker Übelkeit gründlich verleidet. Die homöopathische Arznei Cocculus kann den Betroffenen schnelle Abhilfe bringen.

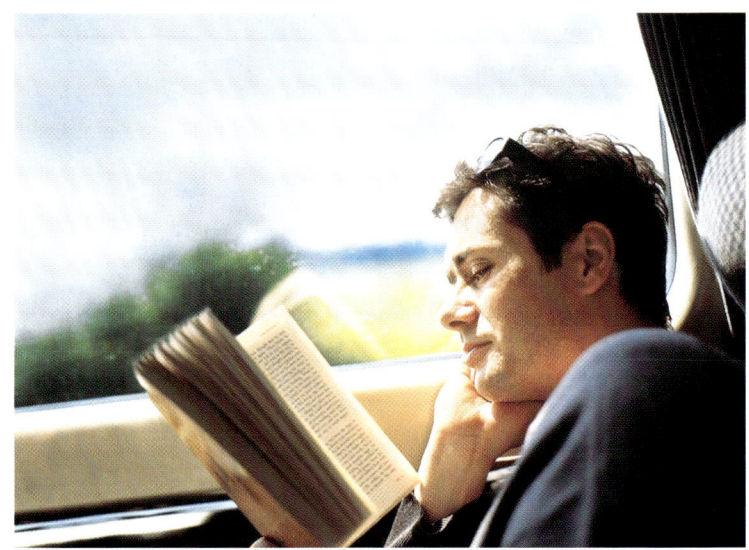

anderer und beklagt häufig, dass die Zeit zu schnell vergeht. Der Anblick oder der Geruch von Essen sowie Geräusche lösen Übelkeit aus. Es besteht eine Abneigung gegen Aufenthalte im Freien. Berührung verschlimmert die Beschwerden.

Hier hilft Cocculus ▶ Reisekrankheit   ▶ Folgen von Stress

*Coffea (Rohkaffee)

Überaktivität des Geistes, nervöses Zittern und eine stark gesteigerte Schmerzempfindlichkeit sind Indikatoren für dieses Mittel. Der Patient fühlt sich extrem angespannt, als hätte er viele Tassen Kaffee getrunken. Die Anspannung kann zu Schlaflosigkeit führen. Warme Speisen und Getränke verursachen Zahnschmerzen, die den Patienten zur Verzweiflung bringen. Die Schmerzen nehmen ab, wenn er eiskaltes Wasser in den Mund nimmt. Obwohl der Patient über innere Hitze klagt, hält er sich nicht gern im Freien auf. Kälte und kalte Luft verschlimmern seinen Zustand, Wärme dagegen bessert. Die Haut ist sehr empfindlich, und deshalb verträgt der Patient es nicht, berührt zu werden. Er hört überdurchschnittlich gut.

Hier hilft Coffea ▶ Schlaflosigkeit   ▶ Zahnschmerzen
                       ▶ Nervosität   ▶ Kopfschmerzen

*Colocynthis (Koloquinte)

Neuralgische Schmerzen bei reizbarem Gemüt stehen bei diesem Mittel im Vordergrund. Aufgestaute Emotionen, z. B. nach Ärger oder Beleidigung, verursachen Wutausbrüche und Krämpfe. Der Patient leidet unter heftigsten Schmerzen, die mit Schwindel, Übelkeit oder Harndrang einhergehen. Die Beschwerden bessern sich durch Zusammenkrümmen und starken Druck. Schmerz wird von Gefühllosigkeit an der betroffenen Stelle abgelöst. Kalte Getränke und Käse lösen Bauchkrämpfe aus. Es kommt zu Bauchkrämpfen bei Säuglingen, die von einer gereizten Mutter gestillt werden. Mögliche Ischiasschmerzen, meist linksseitig, bessern sich durch Wärme und Liegen auf der schmerzhaften Seite. Der Patient hat bei vielen Beschwerden einen bitteren Geschmack im Mund.

▶ Bauchkolik   ▶ Ischiasbeschwerden
▶ Neuralgien   ▶ Kopfschmerzen

Hier hilft Colocynthis

*Digitalis (Fingerhut)

Digitalis ist in erster Linie ein Herzmittel. Der Puls des Patienten ist außerordentlich schwach, langsam und unregelmäßig. Er hat das Gefühl, sein Herz könnte aufhören zu schlagen; wenn er sich bewegt, hat er Todesangst, ist traurig, seufzt viel und möchte allein sein. Es besteht Atemnot; der Sauerstoffmangel färbt die Haut blau. Dieses Mittel ist nicht nur bei Kollaps und akutem Herzversagen angezeigt, sondern auch bei Magen- und Lebererkrankungen, die mit den oben beschriebenen Herzsymptomen einhergehen. Nachts hat der Patient Träume vom Fallen. Es besteht Übelkeit, die sich trotz Erbrechen nicht bessert. Der Patient verlangt nach bitteren Speisen und Getränken. Der Stuhl ist weiß und pastenartig.

▶ Kollaps

Hier hilft Digitalis

Drosera (Sonnentau)

Drosera ist ein wichtiges Mittel bei Keuchhusten. Krampfartige Hustenanfälle folgen rasch aufeinander und können in Würgen und Erbrechen münden. Der Husten ist bellend, hohl klingend und kann zu Nasenbluten und Schweißausbrüchen führen. Oft ist der Kehlkopf entzündet; der Patient hat eine tiefe, heisere Stimme. Nachts und im Liegen verschlimmern sich die Anfälle, und auch Wärme bekommt nicht gut. Im Freien dagegen lassen die Beschwerden nach. Hat der Patient das Gefühl, dass sich bei jedem gesprochenen Wort der Rachen zusammenschnürt, kann dieses Mittel auch bei Asthma angezeigt sein.

Hier hilft Drosera ▶ Keuchhusten ▶ Atemnot

*Dulcamara (Bittersüß)

Beschwerden, die durch den Einfluss von feuchtkaltem Wetter oder durch starke Temperaturschwankungen entstehen, verlangen oft nach diesem Mittel, wie z. B. Erkältungen im Spätsommer, wenn es tagsüber noch warm ist, aber abends stark abkühlt, oder Schnupfen, Durchfall, rheumatische Beschwerden durch den Aufenthalt in Kühlhäusern oder klimatisierten Räumen. Auch eine Blasenentzündung nach Sitzen oder Liegen auf feuchtkaltem Boden kommt infrage. Die Erkältungsbeschwerden lösen starke Schleimhautabsonderungen aus, die dick und gelb sind. Die Augen sind fast immer mitbeteiligt, meist in Form einer Bindehautentzündung. Die Beschwerden bessern sich durch Wärme und Bewegung. Patienten, die konstitutionell dieses Mittel brauchen, sind im Allgemeinen dominant und willensstark. Sie neigen dazu, andere Familienmitglieder zu beeinflussen und zu kontrollieren.

Hier hilft Dulcamara
▶ Erkältung ▶ Schnupfen
▶ Rheumatische Beschwerden ▶ Rückenschmerzen
▶ Blasenentzündung ▶ Bronchitis
▶ Bindehautentzündung ▶ Nackensteife

*Eupatorium perfoliatum (Wasserhanf)

Eupatorium perfoliatum ist ein typisches Grippemittel, das vor allem angezeigt ist, wenn Fieber und starke Muskel- oder Knochenschmerzen bestehen. Der Patient ist sehr ruhelos und versucht, durch Bewegung seine Schmerzen loszuwerden. Die Augäpfel sind schmerzhaft, beim Hinlegen treten Hinterkopfschmerzen auf. Es besteht ein Verlangen nach Eiscreme und starker Durst auf kalte Getränke, aber Trinken löst Schüttelfrost aus. Nach dem Schüttelfrost oder in der Fieberhitze können Übelkeit und Galleerbrechen auftreten. Wenn der Patient hustet, verspürt er Schmerzen in der Brust. Der Husten wird nachts schlimmer und bessert sich, wenn der Patient in Knie-Ellbogen-Lage Schleim abhusten kann.

Hier hilft Eupatorium perfoliatum
▶ Grippe mit Schmerzen in Knochen und Gliedern

*Euphrasia (Augentrost)

Dieses Mittel ist hilfreich bei Erkältungen, wenn vor allem die Augen betroffen sind. Die Lidränder sind durch den reichlichen, beißenden Tränenfluss gerötet. Der Patient hat das Gefühl, als würde sich etwas im Auge befinden; er reibt und blinzelt deshalb ständig. Im Gegensatz zu den scharfen Tränen sind die Absonderungen aus der Nase mild. Die Beschwerden verschlimmern sich abends und durch Rauch. Licht, vor allem Sonnenlicht, wird wegen der stark gereizten Augen schlecht vertragen. Der Patient hustet nur tagsüber und wirft dann viel Schleim aus. Nachts lässt der Husten nach.

▶ Erkältung	▶ Schnupfen	**Hier hilft**
▶ Heuschnupfen	▶ Bindehautentzündung	**Euphrasia**

*Gelsemium (Gelber Jasmin)

Dieses Mittel findet sowohl in der konstitutionellen Verschreibung als auch bei akuten Erkrankungen häufig Verwendung. Bei Grippe ist der Patient schlapp, apathisch und schläfrig. Er zieht sich am liebsten zurück und möchte nicht gestört werden. Mit seinem dunkelroten Gesicht und herabhängenden Augenlidern sieht er wie berauscht aus. Trotz des Fiebers ist der Patient durstlos. Schwindel und Kopfschmerzen breiten sich pulsierend vom Hinterkopf Richtung Stirn und Augen aus. Häufiges Urinieren bessert viele Beschwerden. Konstitutionell neigt der Gelsemium-Patient zu Besorgnis und Ängstlichkeit. Es fehlt an Willenskraft und Durchsetzungsvermögen, und er lässt sich schnell gehen. Außerdem leidet er unter Lampenfieber und reagiert mit Durchfall oder Kopfschmerzen. Schlechte Nachrichten oder Schreck verursachen Zittern und scheinen dem Patienten alle Kraft zu nehmen.

▶ Grippe	▶ Prüfungsangst	**Hier hilft**
▶ Lampenfieber	▶ Kopfschmerzen	**Gelsemium**
▶ Durchfall	▶ Fieber	

*Glonoinum (Nitroglyzerin)

Glonoinum ist ein sehr wirksames Mittel bei Sonnenstich und Hitzschlag. Plötzliche und heftige Hitzewallungen steigen in den Kopf oder breiten sich zum Herz hin aus. Der Patient hat sehr starke pulsierende Kopfschmerzen. Die geringste Bewegung verschlimmert, und deshalb hält der Patient seinen Kopf mit den Händen fest. Bei jedem Herzschlag verspürt er im ganzen Körper ein Druckgefühl. Der Blutandrang zum Kopf färbt das Gesicht dunkelrot und lässt es aufgedunsen erscheinen. Die Augen starren, und die Haut ist feucht. Warme Luft, warme Anwendungen und Sonne sind für den Patienten absolut unerträglich. Eiskalte Anwendungen und völlige Ruhe bringen Linderung.

Hier hilft Glonoinum ▶ Sonnenstich ▶ Hitzschlag

*Guajacum (Harz des Guajakbaums)

Dieses Mittel findet bei mehreren Erkrankungen Verwendung. Im Fall einer akuten Halsentzündung ist es angezeigt, wenn die Halslymphknoten schmerzhaft geschwollen sind. Die Mandeln sind entzündet, die Zunge ist weiß belegt, und die Pupillen stehen weit offen. Die Halsschmerzen werden durch Druck gebessert, und deshalb presst der Patient die Hand an den Hals. Er leidet unter intensiver Hitze und verlangt nach Abkühlung und kalten Getränken. Die Halsentzündung geht oft mit rheumatischen Beschwerden (z. B. im Nacken) einher. Auch bei Arthritis kann dieses Mittel angezeigt sein, vor allem, wenn die Handgelenke betroffen sind. Es besteht eine brennende Hitze in den jeweiligen Gelenken, die durch Kälte gebessert wird. Die Muskeln sind hart und verspannt, sie fühlen sich an, als wären sie zu kurz; der Patient versucht, sie zu dehnen. Der Schweiß ist übel riechend.

Hier hilft Guajacum ▶ Mandelentzündung ▶ Angina
▶ Arthritis ▶ Bronchitis

*Hepar sulfuris (Kalkschwefelleber)

Große Schmerzempfindlichkeit und eine starke Eiterungsneigung sind Hauptzüge dieses Mittels. Das Gemüt des Patienten ist von Unsicherheit geprägt, was ihn leicht verletzbar macht und ihn heftig auf äußere Einflüsse reagieren lässt. Er macht einen sehr hastigen Eindruck, sowohl beim Sprechen als auch beim Essen und Trinken. Schon die geringste Abkühlung erzeugt Beschwerden wie eine Halsentzündung mit Husten und Heiserkeit oder eine Mittelohrentzündung. Der Patient hat stechende Schmerzen beim Schlucken, als ob sich Splitter im Hals befänden. Wunden und Eiterungen sind bei Berührung äußerst schmerzhaft. Wärme und warme Umschläge bessern. Es besteht ein starkes Verlangen nach sauren und scharfen Speisen, und auch die Ausscheidungen riechen sauer oder haben den Geruch von altem Käse.

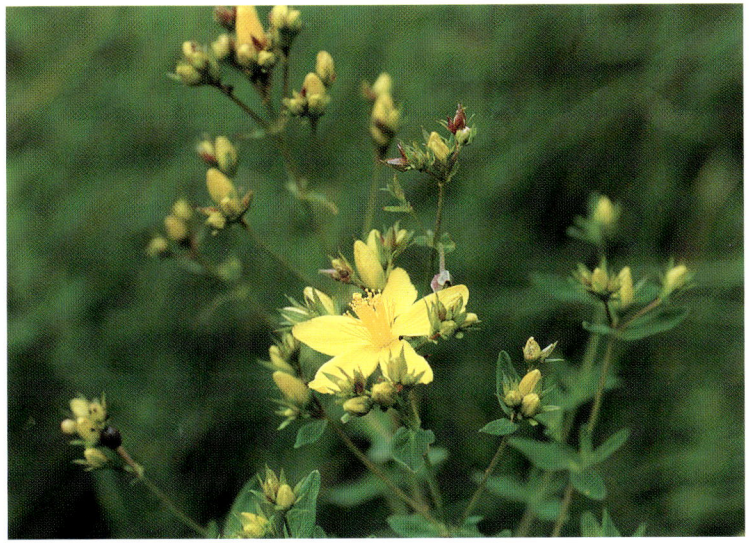

Das von Juli bis September gelb blühende Johanniskraut kommt in ganz Mitteleuropa vor und hat als Heilpflanze eine sehr lange Tradition.

▶ Abszesse
▶ Eitrige Hauterkrankungen
▶ Angina
▶ Bronchitis

▶ Mittelohrentzündung
▶ Eitrige Verletzungen
▶ Husten
▶ Zahnschmerzen

**Hier hilft
Hepar sulfuris**

*Hypericum (Johanniskraut)

Hypericum ist ein Akutmittel bei Verletzungen im sensiblen Nervenge-webe, wie z. B. bei eingeklemmten Fingerspitzen, nach einem Schlag auf die Finger- oder Zehennägel, Rückgratverletzungen oder einem Sturz auf das Steißbein. Die Schmerzen schießen am Nerv entlang und sind oft von Kribbeln oder einem Taubheitsgefühl begleitet. Aber auch bei epileptischen Krämpfen, die nach einer Kopfverletzung entstehen, ist Hypericum angezeigt. Der Patient hat das Gefühl, als wäre der Kopf in die Länge gezogen. Weitere Anwendungsgebiete sind Asthma als Folge einer Rückgratverletzung oder Steißbeinschmerz bei Frauen während oder seit der Entbindung. Bei tiefen Verletzungen gilt dieses Mittel als Prophylaxe gegen Tetanus. Kälte und Feuchtigkeit ver-schlimmern die Schmerzen.

▶ Nervenverletzungen
▶ Quetschung

▶ Prellung
▶ Steißbeinschmerzen

**Hier hilft
Hypericum**

*Ignatia (Ignatiusbohne)

Ignatia ist ein Kummermittel, das oft bei Beschwerden Erleichterung bringt, deren Ursache ein emotionaler Schock ist: Ein Todesfall, eine Trennung, tiefe Enttäuschung oder massive finanzielle Probleme können zu den verschiedensten Leiden führen, die alle nach diesem Mittel verlangen. Der Patient seufzt dauernd und versucht, seinen Kummer zu verdrängen. Er möchte nicht getröstet werden, die Mundwinkel zucken, und letztendlich kommen die aufgestauten Emotionen schluchzend heraus. Ein Kloßgefühl im Hals sowie nervöses Husten oder Räuspern sind charakteristisch für dieses Mittel. Der Patient schwitzt im Gesicht, vor allem beim Essen. Er ist nicht gern im Freien und hält sich am liebsten in einem warmen Zimmer auf.

Hier hilft Ignatia

- Schlaflosigkeit
- Herzrhythmusstörungen
- Kollaps
- Depression
- Kummerfolgen
- Emotionale Labilität

*Ipecacuanha (Brechwurzel)

Schmerzen oder Atemwegsbeschwerden in Verbindung mit Übelkeit und Erbrechen sind Hauptzüge dieses Mittels. Als charakteristisch gilt, dass sich die Übelkeit durch Erbrechen nicht bessert und die Zunge nicht wie üblich belegt ist. Starker Speichelfluss begleitet die Übelkeit. Bei Bronchitis oder Asthma ist der Husten trocken, krampfartig und endet mit Würgen und Erstickungsgefühlen. Es befindet sich viel Schleim in der Brust, aber der Patient kann ihn nicht auswerfen. Dieses Mittel ist ebenfalls angezeigt bei Bauchkolik mit schneidenden Schmerzen in der Nabelgegend. Der Durchfall ist schaumig und von grasgrüner Farbe. Bei allen Beschwerden ist der Patient durstlos.

Hier hilft Ipecacuanha

- Bronchitis
- Atemnot
- Schwangerschaftserbrechen
- Durchfall
- Keuchhusten
- Bauchkolik
- Entzündungen im Magen-Darm-Trakt

Kalium bichromicum (Kaliumbichromat)

Dieses Mittel nimmt einen wichtigen Platz in der konstitutionellen Verschreibung ein, hilft jedoch auch in vielen anderen Fällen, z. B. bei Nasennebenhöhlenentzündung und Grippe. Die Schleimhautabsonderungen sind dick, klebrig und zäh. Im akuten Zustand haben sie eine gelbe Farbe, aber wenn sich die Erkrankung in die Länge zieht, wird der Schleim weiß. Die Völle in den Nebenhöhlen löst einen Druck an der Nasenwurzel aus. Der Patient ist sehr anfällig für Erkältungen, vor allem bei feuchtkaltem Wetter. Bettwärme bessert seine Beschwerden. Ein auffallendes Symptom bei diesem Mittel ist, dass der Patient häufig über Schmerzen an einer genau umschriebenen kleinen Stelle klagt. Er ist sehr durstig und trinkt oft enorme Mengen Bier.

▶ Nebenhöhlenentzündung   ▶ Erkältung

▶ Grippe   ▶ Bronchitis

▶ Mittelohrentzündung   ▶ Plötzlich auftretende Schmerzen

Hier hilft Kalium bichromicum

Kalium phosphoricum (Kaliumphosphat)

Dieses Mittel ist oft bei Menschen angezeigt, die sich durch körperliche und nervliche Belastung erschöpft fühlen. Sie sind sehr nervös, reagieren auf jede Störung verärgert und möchten am liebsten in Ruhe gelassen werden. Schüler bekommen durch geistige Anstrengung Kopfschmerzen und Schwindel, was sich beim Liegen verschlimmert und durch Bewegung bessert. Die meisten Patienten, die dieses Mittel brauchen, sind schüchtern und erröten schnell. Auch wenn ein Patient sich nach langer Krankheit nur mühsam erholt, kann dieses Mittel helfen. Die Zunge des Patienten hat oft einen gelben Belag, und die meisten anderen Absonderungen sind faulig oder eitrig. Der Achselschweiß riecht nach Zwiebeln.

▶ Erschöpfung   ▶ Kopfschmerzen bei Schülern

Hier hilft Kalium phosphoricum

*Lachesis (Gift der Buschmeisterschlange)

Dieses Mittel kommt bei Halsschmerzen und Mandelentzündung in Betracht, aber nur, wenn sie linksseitig auftreten bzw. links beginnen und sich nach rechts ausbreiten. Der Patient hat ein starkes Schwellungsgefühl im Hals und meint zu ersticken. Sein Gesicht ist dunkelrot, und er verträgt absolut keine Kleidung und keine Bettdecke am Hals. Der Körper ist sehr heiß, der Patient äußerst geschwätzig und ruhelos. Der Schleim bleibt im Rachen kleben und kann nur mit größter Mühe hochgebracht werden. Es besteht eine dauernde Neigung zu schlucken, aber die Bewegung des Kehlkopfs verursacht Schmerzen. Auch warme Getränke verschlimmern die Halsbeschwerden, während kalte Getränke Linderung verschaffen.

181

Hier hilft Lachesis
- Angina
- Schluckbeschwerden
- Sonnenstich
- Schlangenbiss
- Mandelentzündung
- Atemnot
- Zahnschmerzen
- Entzündung der Speicheldrüsen

*Ledum palustre (Sumpfporst)

Hautverletzungen durch spitze Gegenstände sind eine wichtige Indikation für dieses Mittel. Es gilt als Prophylaxe gegen eine mögliche Tetanusinfektion. Ist jemand in einen rostigen Nagel getreten, hat er sich am Stacheldraht verletzt, hat er Bisswunden oder ein blaues Auge erlitten, kann Ledum das richtige Mittel sein. Die verletzte Stelle fühlt sich kalt an, aber gleichzeitig lindern kalte Anwendungen. Ebenso ist dieses Mittel bei Insektenstichen angezeigt, sofern kalte Anwendungen den Juckreiz lindern. Auch bei starkem Hautjucken, das durch das Tragen eines Gipses hervorgerufen wird, kann es helfen, und ebenso bei Verstauchungen, wenn warme Anwendungen verschlimmern, aber der Schmerz durch Kälte nachlässt.

Hier hilft Ledum palustre
- Bisswunden
- Insektenstiche
- Verstauchungen
- Prellungen
- Stichwunden
- Hautjucken unter einem Gips
- Arthritis
- Gicht

*Magnesium phosphoricum (Magnesiumphosphat)

Magnesium phosphoricum ist ein wichtiges krampflösendes Mittel, z. B. bei Ischiasschmerzen, meist rechtsseitig und bis in die Zehen ausstrahlend. Der Patient hält sich so ruhig wie möglich, denn jede Bewegung verschlimmert. Treten die Beschwerden links auf, ist allerdings eher Colocynthis angezeigt. Der Patient krümmt sich durch heftige Bauchkrämpfe zusammen. Waschen mit kaltem Wasser verursacht Ohren- und Gesichtsschmerzen. Die für dieses Mittel typischen krampfartigen Schmerzen strahlen fast immer aus. Fester Druck, Reiben und Wärme lindern den Schmerz. Bei akuten Beschwerden reagiert der Patient meist heftig, ruhelos und aufgeregt, aber er ist eher verstört als wütend. Es besteht eine große Empfindlichkeit gegenüber Berührung und Kälte.

Hier hilft Magnesium phosphoricum
- Ischiasbeschwerden
- Menstruationskolik
- Bauchkolik
- Neuralgie

Mercurius (Quecksilber)

Diese Arznei, die zu den großen und wichtigen der Homöopathie gehört, kann viele Beschwerden und Krankheiten heilen, vorausgesetzt, die Gesamtheit der Beschwerden findet sich im Mittelbild. Ein auffallendes Symptom ist die Empfindlichkeit gegenüber Hitze und Kälte: Einerseits friert der Patient, andererseits ist er beim geringsten Temperaturanstieg überhitzt. Außerdem kommt es zu übermäßigem Schwitzen, vor allem nachts, das jedoch keine Erleichterung verschafft. Der Schweiß ist ölig und übel riechend. Weiterhin treten Drüsenschwellungen auf. Der Patient ist sehr anfällig für Erkältungen und hat oft chronisch geschwollene Mandeln. Speichelfluss und übler Mundgeruch sind weitere Leitsymptome. Der Patient hat einen sehr feuchten Mund und ist extrem durstig. Die Zunge ist breit und schlaff. An ihren Rändern sind Eindrücke der Zähne sichtbar.

▶ Erkältung   ▶ Angina

▶ Ohrenschmerzen   ▶ Zahnfleischbeschwerden

▶ Mandelentzündung   ▶ Fieber

Hier hilft Mercurius

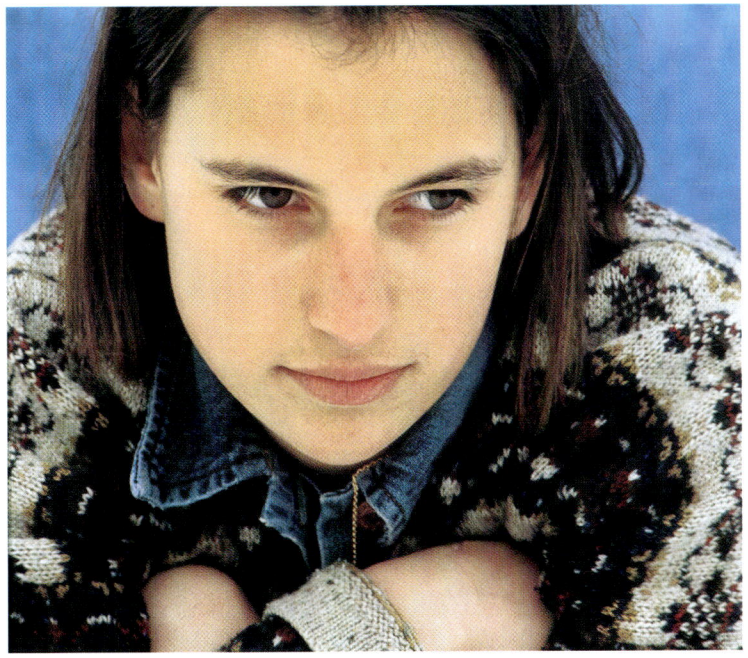

Mercurius ist angezeigt bei Infekten, die von einem ständigen Wechsel zwischen Frieren und Schwitzen begleitet werden; außerdem fühlen sich die Betroffenen erschöpft und lustlos.

*Nux vomica (Brechnuss)

Nux vomica ist das Mittel für viele Stressfolgen des Alltags. Der Patient arbeitet zu viel, übertreibt beim Essen, trinkt zu viel Kaffee und Alkohol, raucht zu viel, wird reizbar und bekommt körperliche Beschwerden, wie z. B. Magenschmerzen beim Essen und kurz danach. Der Magen ist sehr druckempfindlich. Es kommt zu Auftreibung und starkem Druck im Oberbauch, einige Stunden nach dem Essen, oder zu Übelkeit nach zu reichlichem Essen und morgens nach dem Frühstück. Der Patient möchte erbrechen, kann aber nicht. Meist tritt Verstopfung mit erfolglosem Stuhldrang auf, aber Zugluft kann Durchfall auslösen. Der Patient hat beim Stuhlgang ständig das Gefühl, nicht fertig zu sein. Er friert schnell, ist sehr anfällig für Erkältungen, die auf die Brust schlagen. Die Nase ist nachts verstopft. Der Patient leidet an Schlaflosigkeit, kann nachts nach drei Uhr nicht mehr schlafen und wacht erschöpft auf. Ein kurzes Nickerchen tagsüber bekommt ihm jedoch gut, und auch Wärme lindert viele seiner Beschwerden.

Hier hilft Nux vomica

- Magenbeschwerden
- Durchfall
- Kater
- Schlaflosigkeit
- Ischiasbeschwerden
- Verstopfung
- Bauchkrämpfe
- Hämorrhoidalleiden
- Erkältung
- Zahnschmerzen

*Phosphorus (Gelber Phosphor)

Dieses Mittel spielt in der konstitutionellen Verschreibung eine wichtige Rolle. Der Patient ist meist groß und schlank, extrovertiert, herzlich und mitfühlend. Er reagiert sehr sensibel auf äußere Einflüsse, wie z. B. Gewitter. Große Hitze und brennende Schmerzen sind charakteristisch, ebenso wie starker Durst auf kalte Getränke und Verlangen nach Eiscreme. Als Akutmittel kann Phosphorus lebensrettend sein, wenn es nicht gelingt, eine Blutung zu stillen. Auch bei sehr starken Durchfallerkrankungen ist er manchmal angezeigt.

Hier hilft Phosphorus

- Blutungen
- Durchfall

Phytolacca (Kermesbeere)

Phytolacca ist eines der Mittel, die bei Halsentzündungen in Betracht kommen. Der Rachen ist dunkelrot oder bläulich gefärbt, und die Mandeln sind stark geschwollen, besonders rechts. Die Halsschmerzen lassen sich hauptsächlich an der Zungenwurzel lokalisieren und strahlen bis in die Ohren aus. Der Rachen ist heiß, und es besteht ein Kloßgefühl im Hals, das den Patienten zu ständigem Schlucken zwingt, was Schmerzen verursacht. Warme Getränke verschlimmern, während kalte Getränke die Beschwerden bessern. Oft treten bei Mandelentzündung gleichzeitig rheumatische Beschwerden auf, vor allem im unteren Rückenbereich oder in den Beinen.

▶ Angina　　　　　　　　▶ Mandelentzündung

Hier hilft Phytolacca

*Pulsatilla (Küchenschelle)

Dieses Mittel ist bei vielen Erkrankungen, besonders auch im Kindesalter, angezeigt. Zu den Hauptzügen gehören ein Verlangen nach frischer Luft, Durstlosigkeit und die Unverträglichkeit von fetten und gehaltvollen Speisen. Eine gewisse Wehleidigkeit und ein Verlangen nach Mitleid und Trost sind eigentlich immer vorhanden. Es kommt zu Mittelohrentzündung bei Erkältung, mit dicken, eitrigen und übel riechenden Absonderungen. Obwohl der Patient fröstelt, geht es ihm besser, wenn er im Freien ist. Blähungen und Bauchschmerzen treten auf nach Eiscreme, Kuchen oder Obst, mit Abneigung gegen warme Speisen und Getränke. Es kommt zu Durchfällen; der Stuhl hat dabei sehr unterschiedliche Konsistenz. Überhaupt ist Wechselhaftigkeit der Symptome ein wichtiger Hinweis auf dieses Mittel. Bei Blasenentzündung besteht ständiger Harndrang, der sich im Liegen verschlimmert. Angezeigt ist Pulsatilla auch bei Krampfadern während oder nach der Schwangerschaft, aber nur, wenn Hochlagern, Bewegung und kalte Anwendungen bessern.

▶ Mittelohrentzündung　　　▶ Erkältung
▶ Grippe　　　　　　　　　▶ Magenbeschwerden
▶ Bauchschmerzen　　　　　▶ Blasenentzündung
▶ Durchfall　　　　　　　　▶ Krampfadern
▶ Fieber　　　　　　　　　▶ Zahnschmerzen

Hier hilft Pulsatilla

*Rhus toxicodendron (Giftsumach)

Drei charakteristische Merkmale sollten bei der Verschreibung dieses Mittels immer vorhanden sein: nächtliche Verschlimmerung, Ruhelosigkeit, Verschlimmerung zu Beginn der Bewegung mit Besserung bei fortgesetzter Bewegung. Viele Beschwerden, die durch Abkühlung oder feuchtkaltes Wetter entstehen, verlangen nach dieser Arznei, wie z. B. Muskel- und Gelenkschmerzen nach Überanstrengung oder Überstrecken, rheumatische Beschwerden, Kieferknacken beim Kauen. Alle Beschwerden bessern sich durch Wärme und längeres Bewegen. Nach einer Mandeloperation klagt der Patient über Halsschmerzen und steife Halsmuskeln. Schon wenn er die Hand aus dem Bett streckt, fängt er an zu husten. Nasswerden oder Schwimmen verursachen Nesselfieber. Die Haut ist gerötet und juckt heftig, aber Kratzen bringt keine Linderung.

Hier hilft Rhus toxicodendron

- ▶ Erkältung
- ▶ Muskelschmerzen
- ▶ Ischiasbeschwerden
- ▶ Halsschmerzen
- ▶ Zahnschmerzen
- ▶ Grippe
- ▶ Gelenkschmerzen
- ▶ Nesselfieber
- ▶ Arthritis
- ▶ Neuralgien

Rumex crispus (Krauser Ampfer)

Dieses Mittel kommt vor allem bei Erkältungen zum Einsatz, wenn bestimmte charakteristische Symptome auftreten: Der Patient ist extrem empfindlich gegenüber kalter Luft. Das Einatmen von kalter Luft ruft sofort ein Kribbeln im Hals hervor, das zu lang anhaltendem trockenem Husten führt. Schnelle Besserung entsteht, wenn der Patient sich den Mund zuhält oder das Gesicht bedeckt. Beim Husten fühlen sich Kehlkopf und Luftröhre rau und schmerzhaft brennend an. Der Schnupfen ist reichlich und zunächst wässrig; im weiteren Verlauf werden die Absonderungen klebrig und zäh und können nur schwer abgehustet werden. Ein auffallendes Symptom, das bei den Atemwegsbeschwerden auftreten kann, ist ein schmerzhaftes oder brennendes Gefühl unter dem linken Schlüsselbein.

Hier hilft Rumex crispus

- ▶ Erkältung
- ▶ Husten

*Ruta graveolens (Weinraute)

Dieses Mittel ist vor allem bei Verletzungen der Sehnen oder der Knochenhaut angezeigt. Nach Überanstrengung der Hände, Ellbogen oder Beine entstehen Bindegewebewucherungen und behindern die Bewegung. Nach langem Laufen fühlen sich die Oberschenkel wie zerbrochen an. Verstauchungen an der Hand oder an den Knöcheln lösen Lahmheit aus. Nach einer Verletzung entstehen empfindliche Knötchen an Sehnen und Knochenhaut. Das Mittel ist angezeigt, wenn der Patient über Augenschmerzen klagt, nachdem er sie z. B. bei Feinarbeit oder langem Lesen überanstrengt hat. Alle Beschwerden verschlimmern sich bei Kälte, feuchtem Wetter und beim Liegen auf der schmerzhaften Seite. Nur Rückenschmerzen werden von Liegen auf dem Rücken gebessert. Es besteht eine deutliche Abneigung gegen jegliche Bewegung.

▶ Sehnenverletzung   ▶ Knochenhautverletzung

▶ Augenschmerzen   ▶ Verstauchung

▶ Prellung   ▶ Zerrung

**Hier hilft
Ruta graveolens**

Silicea (Kieselsäure)

Silicea ist ein wichtiges Konstitutionsmittel, das oft bei Patienten gebraucht wird, die wiederholt zu Infektionen, Nebenhöhlenentzündungen oder Eiterungen neigen. Der Patient ist meist von zarter Natur und etwas schüchtern. Er ist peinlich genau in Kleinigkeiten und sehr empfindlich gegenüber Geräuschen, Zugluft und Kälte. Starker Fußschweiß spielt in der Geschichte dieses Patienten fast immer eine Rolle. Neben

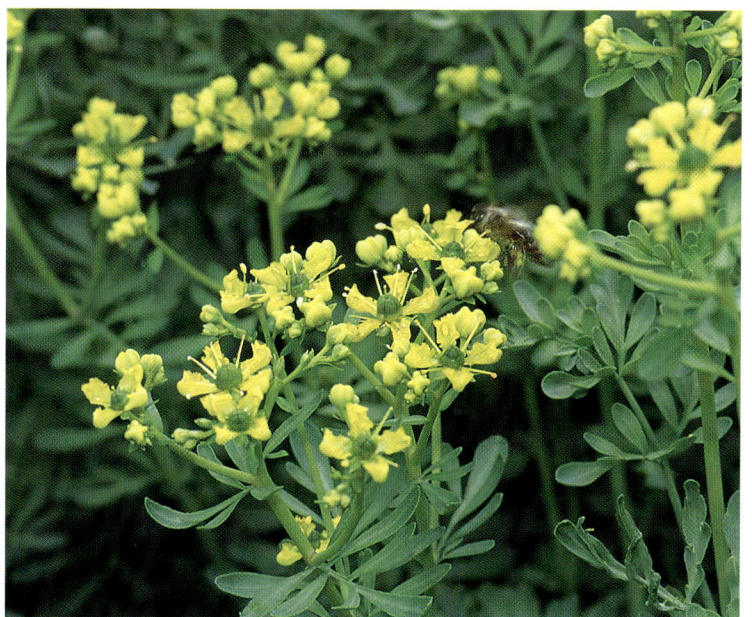

Die Weinraute ist eine stark duftende, verästelte Staude, die von Juni bis August gelb blüht. Für die Homöopathie wird die vor der Blüte gesammelte Pflanze verwendet.

vielen Erkältungsbeschwerden ist dieses Mittel auch angezeigt bei Abszessen. Typischerweise sind diese meist hart und nicht besonders schmerzhaft. Silicea fördert außerdem die Austreibung von Splittern oder Dornen aus dem Gewebe. Bei Zahn- oder Zahnfleischproblemen besteht große Empfindlichkeit gegenüber Kälte.

Hier hilft Silicea

- ▶ Erkältung
- ▶ Angina
- ▶ Abszesse
- ▶ Zahnschmerzen
- ▶ Nebenhöhlenentzündung
- ▶ Mandelentzündung
- ▶ Austreibung von Fremdkörpern
- ▶ Mittelohrentzündung

*Spongia (Gerösteter Meerschwamm)

Dieses Akutmittel kommt vor allem bei Atemwegs- und Herzleiden in Betracht. Erkältungen setzen sich im Kehlkopf fest und sind von einer außerordentlichen Trockenheit der Schleimhäute begleitet. Wenn starkes Schleimrasseln besteht, ist dieses Mittel daher nicht angezeigt. Der Husten ist trocken, bellend, kruppartig. Der Patient schläft in die Verschlimmerung hinein und wacht kurz nach Mitternacht ängstlich und mit einem starken Erstickungsgefühl auf. Warme Speisen und Getränke erleichtern den Husten. Auch bei Herzbeschwerden, wie Angina pectoris, ist eine Verschlimmerung nach Mitternacht charakteristisch. Der Patient wacht mit einem zunehmenden Schwellungsgefühl in der Herzgegend auf, was Erstickungs- und Todesangst auslöst. Liegen verschlimmert die Beschwerden.

Hier hilft Spongia

- ▶ Krupphusten
- ▶ Angina pectoris
- ▶ Atemnot
- ▶ Erkältungskrankheiten

*Staphisagria (Stephanskraut)

Dieses Mittel findet oft Verwendung in der konstitutionellen Verschreibung, vor allem, wenn eine Unterdrückung von Gefühlen zu Beschwerden geführt hat. Auch bei frühzeitigem Zahnverfall, wenn sich die Zähne schwarz verfärben und bröckeln, wird es oft gebraucht. Als Akutmittel ist es angezeigt bei Schnittwunden durch ein scharfes Messer oder Glas. Es lindert Wundschmerzen nach einer Operation oder nach Zahnextraktionen, wenn Arnica keine Wirkung mehr zeigt. Das Gleiche gilt, wenn nach einer Schließmuskeloperation oder Schließmuskeldehnung Schmerzen zurückbleiben. Eine Harnblasenentzündung nach vermehrtem Sexualverkehr verlangt oft nach diesem Mittel, vor allem, wenn das Gefühl besteht, es liefe dauernd ein Urintropfen die Harnröhre hinunter. Haut und Geschlechtsteile sind sehr empfindlich gegenüber Berührung.

- ▶ Schnittwunden
- ▶ Zahnzerfall
- ▶ Zahnschmerzen
- ▶ Schmerzen nach einer Operation
- ▶ Blasenentzündung
- ▶ Reizblase

**Hier hilft
Staphisagria**

*Tabacum (Tabak)

Tabacum ist ein Mittel bei Reisekrankheit. Der Patient leidet unter starker Übelkeit und muss bei der geringsten Bewegung erbrechen. Die Übelkeit ist meist mit Schwindel und kaltem Schweiß im sehr blassen Gesicht verbunden. Hitze verschlimmert den Zustand, kalte Luft dagegen bessert.

- ▶ Reisekrankheit
- ▶ Kater
- ▶ Schwangerschaftserbrechen
- ▶ Schwindel

**Hier hilft
Tabacum**

*Urtica urens (Brennnessel)

Dieses Mittel ist u. a. angezeigt, wenn der Verzehr von Schaltieren einen Hautausschlag verursacht. Die Rötungen dieses Ausschlags zeigen jeweils in der Mitte einen weißen Punkt. Heftiges Jucken ist charakteristisch. Auch nach dem Baden, durch Wärme, bei Verbrennungen und Verbrühungen oder als allergische Reaktion nach einem Insektenstich kann Nesselfieber auftreten. Der Hautausschlag ist oft von rheumatischen Beschwerden begleitet.

- ▶ Muschelallergie
- ▶ Insektenstiche
- ▶ Verbrennungen
- ▶ Rheumatische Schmerzen

**Hier hilft
Urtica urens**

*Veratrum album (Weiße Nieswurz)

Kollaps und Brechdurchfall können nach diesem Mittel verlangen. Der Patient ist eiskalt, in kaltem Schweiß gebadet, und sein Gesicht wird spitz und sehr blass. Die Haut ist bläulich verfärbt. Der Patient verliert durch Erbrechen oder Durchfall enorme Flüssigkeitsmengen, was zu Erschöpfung oder sogar Bewusstlosigkeit führen kann. Es besteht großer Durst auf kaltes Wasser, das aber sofort wieder erbrochen wird. Wärme bessert, Bewegung und Kälte verschlimmern die Beschwerden.

- ▶ Kollaps
- ▶ Sommerdurchfall
- ▶ Brechdurchfall
- ▶ Sonnenstich mit Erbrechen

**Hier hilft
Veratrum album**

Wichtige Adressen

Deutsche Gesellschaft für Klassische
Homöopathie e. V.
Edelweißstraße 11
81541 München
Tel. 0 89/62 00 13 05
Fax 0 89/6 92 97 62

Tierheilkunde –
Klassische Homöopathie für Tiere
B. Wetteroth
Fichtenstraße 23
64739 Höchst im Odenwald
Tel. und Fax 0 61 63/12 02

René Prümmel –
Praxis für Klassische Homöopathie
Aretinstraße 30
85123 Brautlach/Karlskron
Tel. 0 84 50/90 15 01
Fax 0 84 50/90 15 02

Arzneimittelhersteller

Deutsche Homöopathie Union
Postfach 410280
76202 Karlsruhe
Tel. 07 21/40 93 01

Staufen Pharma GmbH
Postfach 1143
73011 Göppingen
Tel. 0 71 61/67 60

Homöopathische Arzneimittel Barthel
Postfach 57
82069 Schäftlarn
Tel. 0 81 78/80 91

Gudjons
Höfatsweg 21
86391 Stadtbergen-Deuringen
Tel. 08 21/4 44 78 55

Literaturhinweise

Boericke, William: Homöopathische Mittel und ihre Wirkungen. Verlag Grundlagen und Praxis. Leer 1995

Borland, Douglas: Homöopathie in der Alltagspraxis. Sonntag Verlag. Stuttgart 1992

Helfferich, Michael: Homöopathie. Die homöopathische Hausapotheke für die Tasche. Südwest Verlag. München 1998

Helfferich, Michael: Erkältungskrankheiten homöopathisch behandeln. Südwest Verlag. 2. Auflage, München 1999

Helfferich, Michael/Hohenester, Walther: Homöopathische Hausapotheke. Südwest Verlag. 3. Auflage, München 1999

Helfferich, Michael/Hohenester, Walther: Ganzheitlich heilen durch Homöopathie. Südwest Verlag. 6. Auflage, München 1998

Rakow, Barbara und Michael: Bewährte Indikationen der Homöopathie in der Veterinärmedizin. Sonntag Verlag. Stuttgart 1995

Vermeulen, Frans: Kindertypes in de Homöopathie. Uitgeverij Elmar. Rijswijk 1985

Vermeulen, Frans: Synoptische Materia Medica. Kai Kröger Verlag. Groß Wittensee 1996

Voegeli, A.: Homöopathische Therapie der Kinderkrankheiten. Haug Verlag. Ulm 1981

Vithoulkas, Georgos: Die wissenschaftliche Homöopathie. Burgdorf Verlag. Göttingen 1986

Vithoulkas, Georgos: Materia Medica Viva, Band VI. Burgdorf Verlag. Göttingen 1995

Bildnachweis

Bilderberg, Hamburg: 16 (S. Elleringmann), 33 (Frieder Blickle); Botanik Bildarchiv Laux, Biberach a. d. Riß: 149; Südwest Verlag, München: Titel/Einklinker, 7 (Siegfried Sperl), Titel/Fond, 26 (Michael Nagy), 4 (Claudia Rehm), 39 (Joachim Heller), 57 (Evelyn van Kempen), 156 (Matthias Tunger), 162 (K. Vey); Tony Stone, München: 2, 98 (Joe Polillio), 22 (Zigy Kaluzny), 72 (Michelangelo Gratton), 89 (Philip & Karen Smith), 103 (Ben Edwards), 110 (Dale Durfee), 115 (Peter Cade), 137, 142 (Laurence Monneret), 169 (Laurie Campbell), 174 (Roy Botterell), 183 (Emanuelle Dal Secco); Transglobe, Hamburg: 6 (Matthias Stolt), 10 (Index Stock Photography), 132 (Ivo Hanak), 179 (Rudolf König); Wildlife, Hamburg: 5 (N. N.), 125 (D. Harms), 160, 187 (O. Diez)

Hinweis

Das vorliegende Buch ist sorgfältig erarbeitet worden. Dennoch erfolgen alle Angaben ohne Gewähr. Weder Autor noch Verlag können für eventuelle Nachteile oder Schäden, die aus den im Buch gegebenen praktischen Hinweisen resultieren, eine Haftung übernehmen.

Impressum

© 2000 Südwest Verlag, München, in der Econ Ullstein List Verlag GmbH & Co. KG, München
2. Auflage 2000

Redaktion und Projektleitung:
Nicola von Otto

Redaktionsleitung und medizinische Fachberatung:
Dr. med. Christiane Lentz

Bildredaktion:
Ute Schoenenburg

Produktion:
Manfred Metzger (Leitung),
Annette Aatz, Dr. Erika Weigele-Ismael

Layout:
Wolfgang Lehner

Umschlag:
Heinz Kraxenberger, München;
Till Eiden

DTP-Produktion:
Mihriye Yücel

Printed in Italy

Gedruckt auf chlor- und säurearmem Papier

ISBN 3-517-6041-0

Beschwerdenregister

Heilmittelregister

Sachregister